Wichtiger Hinweis

Die Nährwerte der Rezepte in diesem Buch wurden sorgfältig be-
rechnet. Bei jedem Rezept finden Sie Angaben zum Gesamtgehalt
an Kohlenhydraten. BE, also Brot- oder Berechnungseinheiten, be-
ziehen sich nur auf blutzuckererhöhende Kohlenhydrate. Gemüse
und Salate wurden deshalb bei BE-Angaben nicht mitberechnet.

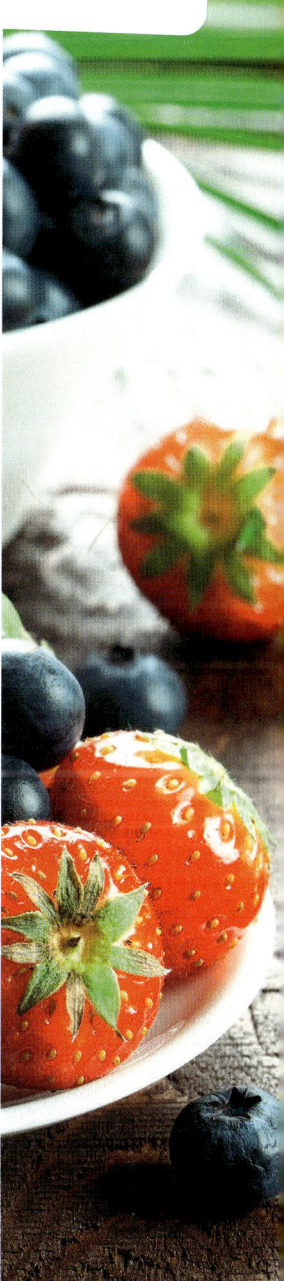

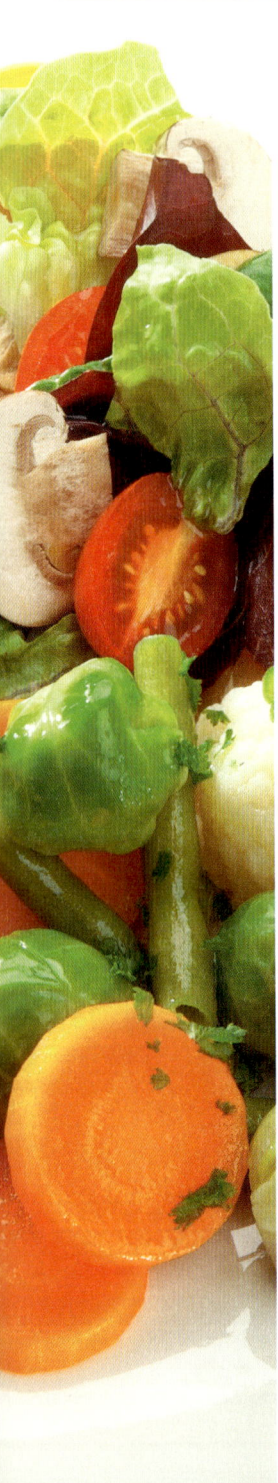

VORWORT

Liebe Leserin, lieber Leser,

wir alle lieben sie, die vertrauten Gerichte, die wir schon seit Kindesbeinen kennen. Sie wärmen von innen, trösten und heben die Stimmung. Soulfood nennen Amerikaner solche überaus beliebten Spezialitäten. Ganz gleich, ob Sie für Kartoffelsalat schwärmen, alles andere stehen lassen, wenn es Rotkohl gibt, oder liebend gern Frikadellen essen: In diesem Buch sind alle beliebten Rezepte versammelt – allerdings diabetesgerecht auf leichte Art zubereitet und nährstoffgeprüft.

Deshalb liegt kein ultrastrenges Diätbuch vor Ihnen, Sie werden auch keine bis aufs Komma genau ausgerechneten Tagespläne, Tabellen oder Verbotslisten finden. Denn im Alltag kommen damit nur wenige Menschen gut zurecht. Die meisten an Diabetes-Typ-2-Erkrankten fühlen sich von strengen Diätratschlägen eher bevormundet und in ihrer Lebensqualität eingeschränkt. Wer möchte schon gern auf Genüsse verzichten, die er lange liebgewonnen hat.

„In diesem Buch sind alle beliebten Rezepte versammelt – diabetesgerecht zubereitet."

*„Auch als Diabetiker kommt man
ohne Verbotslisten zurecht."*

Echte Erfolge und gute Laborwerte garantiert ohnehin nur eine individuelle Ernährungsweise, die Spaß macht und den Gaumen befriedigt. Dazu soll dieses familiengerechte Kochbuch beitragen. Es bietet mehr als 80 Lieblingsrezepte, die mit kleinen Tricks raffiniert modernisiert und „erleichtert" worden sind. Sie helfen Ihnen, sich gesund zu ernähren, ohne auf vertraute Köstlichkeiten zu verzichten. Nach dem Motto: Leichter genießen, den Blutzucker langfristig in die Balance bringen und alle wichtigen Nährstoffe aufnehmen. Bei Übergewicht gelingt das am einfachsten, wenn man sich daran gewöhnt, ohne großen Verzicht täglich hier und da ein paar Kalorien einzusparen. Langsam, aber sicher verschwinden dann die überschüssigen Pfunde und Blutzuckerspitzen bleiben aus. Die Lebensfreude aber steigt.

Ihre
Elisabeth Lange
Astrid Büscher

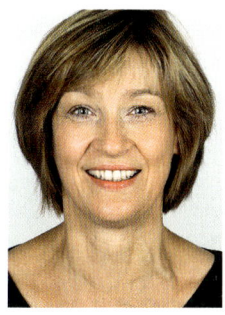

Elisabeth Lange

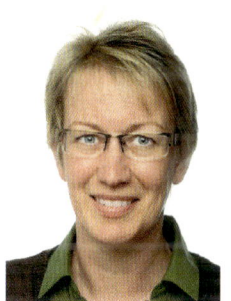

Astrid Büscher

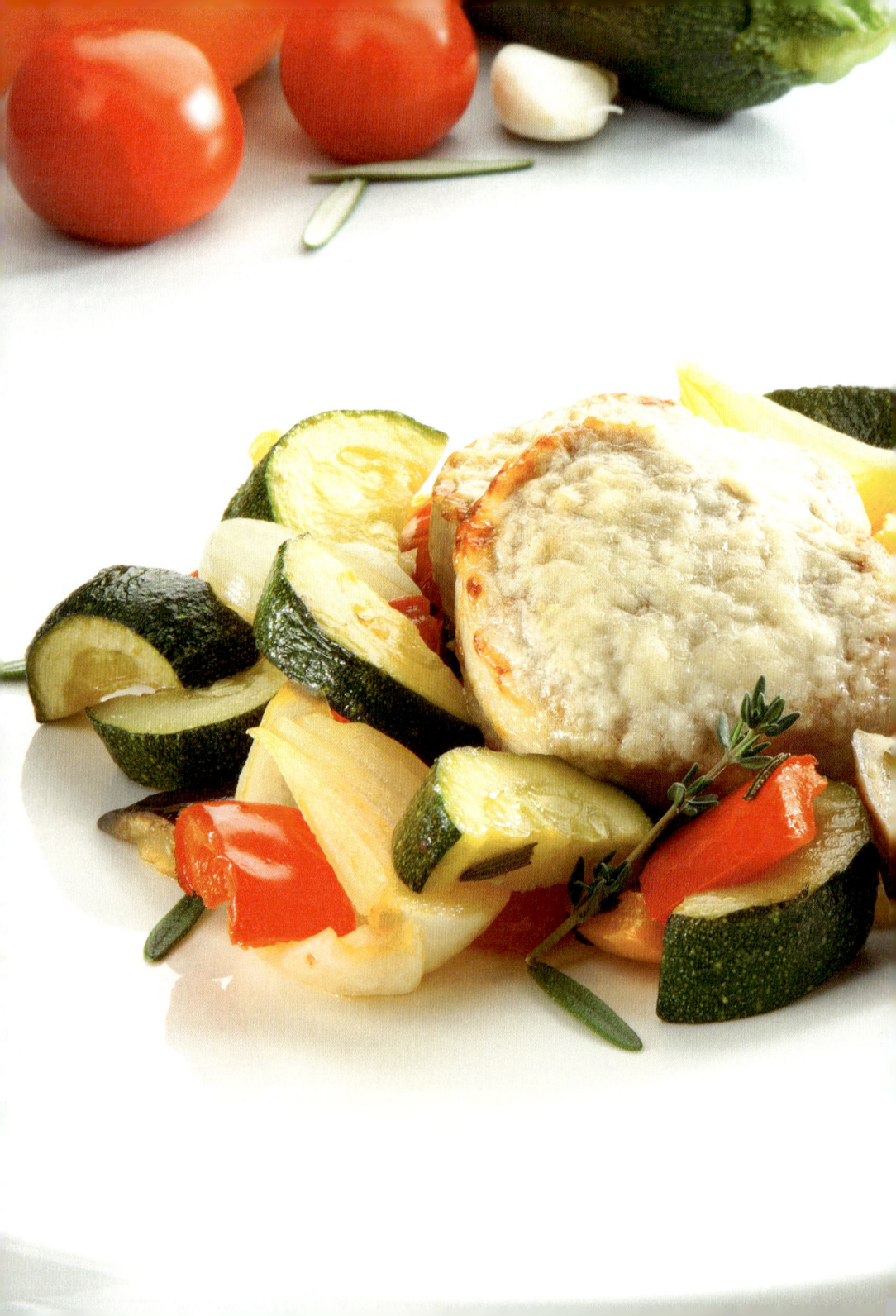

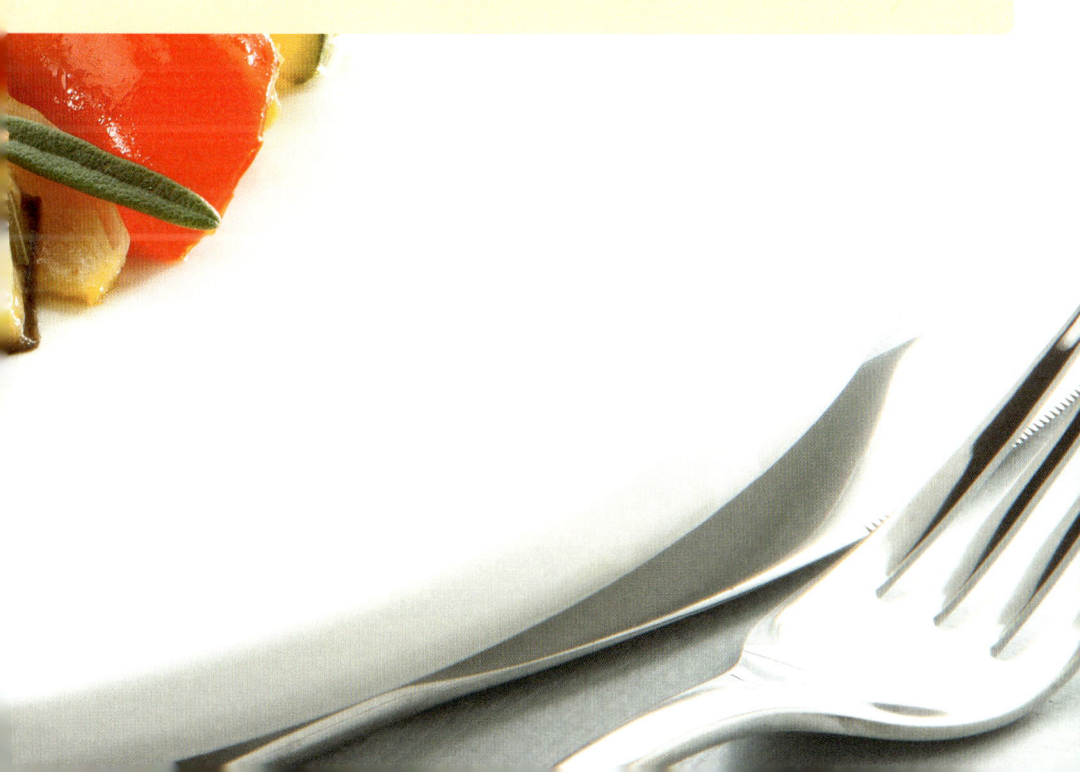

LIEBLINGSREZEPTE „LEICHT GEMACHT"

Wie vertraut das duftet, wie heimatlich das schmeckt.
So selbstverständlich wie ein Kind seine Muttersprache lernt,
gewöhnt es sich auch an die spezielle Küche seiner Kindheit und
Umgebung. Wehe, wenn wir später im Leben auf solche zutiefst
gewohnten Gerichte verzichten sollen. Das halten wir nicht lange
durch. Also was tun? Nicht gleich den ganzen Speisezettel auf den
Kopf stellen. Lieber die vertrauten Köstlichkeiten mit allen Tricks
und Kniffen diabetesgerecht zubereiten und bei den Portionen
ein bisschen Maß halten.

Genussmenschen kennen viele Wege

Wie sehr wir unsere Lieblingsgerichte genießen, das hängt nicht nur von ihrem köstlichen Duft, dem vertrauten Geschmack und dem attraktiven Aussehen ab, sondern auch von der Erfahrung, die wir mit einer Mahlzeit gemacht haben und den Gefühlen, die damit verbunden sind.

Jenseits solcher Erfahrungen empfinden wir immer wohlige Befriedigung, wenn wir etwas besonders Leckeres genießen, also sahnige Desserts oder auch etwas kross Gebratenes. Denn das Gehirn belohnt uns für das lebenserhaltende Heranschaffen von Kalorien. Deshalb gleicht manches Lieblingsessen eigentlich einem Trostpflaster. Wenn das Leben wieder mal ungerecht war, füllen wir uns den Bauch gern mit schnell wirksamen Kohlenhydraten und Fett. Viele von uns haben sich diese Art von Stressbewältigung angewöhnt. Doch Geplagte und Deprimierte, die ihr Tief mit Fett und Zucker überwinden wollen, müssen bald wieder nachlegen. Die Wirkung der aufmunternden Nährstoffe hält nur ein oder zwei Stunden an. Danach müssen neue Kalorien als „Beruhigungspille" her.

Stress- und Kummerkalorien kann man einsparen, indem man die Art der Belohnung wechselt und insgesamt mehr Lebensfreude tankt. Lenken Sie sich vom Essen ab, gehen Sie vor die Tür, amüsieren Sie sich! Treffen Sie sich mit Freunden, besuchen Sie ein Konzert oder sehen Sie sich einen Kinofilm an. Wer mehr Spaß hat, ist ausgeglichener und denkt weniger ans Essen!

> **!**
> Manches Lieblingsessen gleicht einem Trostpflaster.

> **!**
> Kummerkalorien lassen sich einsparen, indem man die Art der Belohnung wechselt.

Wie Lieblinge leichter werden

Gehören altvertraute Klassiker wie Rindsrouladen, Frikadellen oder Gulasch etwa zu den kulinarischen „Sünden" eines Diabetikers? Nein – zum Glück nicht. Solche Lieblingsrezepte machen einfach nur glücklich. Und genau deshalb können sie helfen, sich mit einem diabetesgerechten Ernährungsstil anzufreunden.

Es gibt jedenfalls keinen Grund, sich von vertrauten Gerichten zu verabschieden, die einem Herz und Magen wärmen.

Schaut man sich die Nährwerte genauer an, zeigen sich viele Gerichte der deutschen Hausmannskost von ihrer besten Seite. Vorausgesetzt man passt beim Zubereiten ein bisschen auf. Also hier und da ein Löffelchen Fett sparen, die Portionsgröße im Rahmen halten und gehaltvolle Gerichte mit kalorienarmen Beilagen ausbalancieren. Wer als Diabetiker Frikadellen über alles liebt, muss sich keine Enthaltsamkeit auferlegen. Einfach anstelle der üblichen Hackfleischmischungen den Teig zur Hälfte mit Tartar (Beefsteakhack) zubereiten und mit einem Löffel Quark zusätzlich pikant und saftig machen (siehe Seite 70). Wer gern Kartoffelbrei isst und einen steilen Blutzuckeranstieg fürchtet, der kombiniert das Püree mit zerkleinertem Gemüse, das schmeckt wunderbar und bewahrt vor Blutzuckerspitzen. Bei süßen Sachen setzen unsere Rezepte auf eine Kombination von Süßstoff und Zucker. Das spart nicht nur Kalorien, sondern schmeckt auch Leuten, die sonst keine Fans von Süßstoffen sind.

!

Hausmannskost können Sie ganz einfach ausbalancieren.

Gute Tricks gibt es auch für unsere Lieblinge, die ursprünglich aus der italienischen Küche stammen, für Pizza und Pasta. Hier gilt es, geschickt auszuwählen, statt heller Pasta die Vollkornvariante zu nehmen und viel sonniges Gemüse in saftigen Saucen mitzuschmoren. So geraten Nudelgerichte zur idealen Stütze für den angeschlagenen Stoffwechsel. Und wenn es um gute Pizza geht, lassen Feinschmecker dicke Teigfladen mit Käsebergen ohnehin links liegen und genießen stattdessen lieber die ursprüngliche italienische Version, knusprig gebacken mit dünnem Boden und saftigem Belag.

5 Tipps für schlanke Lieblingsgerichte

!

Fünf Tricks, mit denen sich Fett einsparen lässt.

Tipp 1: Mit wenig Fett braten

Öl nicht großzügig aus der Flasche in die Pfanne gießen, sondern nur den Boden mit Öl einpinseln. Bei ohnehin fetthaltigen Lebensmitteln kann man auch darauf verzichten. Zutaten wie Hähnchenschenkel oder Koteletts einfach kalt aufsetzen und langsam erhitzen, bis genügend Fett herausgetröpfelt ist. Dann erst auf Brattemperatur hochschalten. Die Methode ist auch für Frikadellen und durchwachsene Bratenstücke gut geeignet.

Tipp 2: Garen im Backofen

Ganz ohne zusätzliches Fett geraten Gerichte im Bratentopf mit Deckel, im Tontopf, in der Bratfolie oder in einer mit Alufolie zugedeckten ofenfesten Form. Gemüse wie etwa Möhren, Kürbis, Zucchini und Paprikaschoten einfach auf ein mit Backpapier belegtes Blech legen, mit wenig Öl bestreichen und 20 Minuten bei 200 °C backen. So gelingen auch knusprige Kartoffelspalten, Fisch- und Geflügelstücke wunderbar.

Tipp 3: Fett rausfließen lassen

Marmorierte und von Fettadern durchzogene Stücke vom Schwein und Rind oder fettes Geflügel wie Gans und Ente geraten figurfreundlicher, wenn man sie bei milder Hitze im Backofen langsam vorgart und die Temperatur erst am Schluss hochfährt. Ebenfalls gut: Die Fleischstücke in leise siedendem Wasser garen. Dabei sickert ein Gutteil des Fetts heraus und geht ins Wasser über. Die Temperatur so niedrig einstellen, dass sich die Brühe wenig bewegt und nur kleine Luftblasen aufsteigen. Ist das Fleisch gar, mit Küchenpapier abtrocknen und zum Bräunen in den Backofen schieben. Eventuell den Grill dazu einschalten.

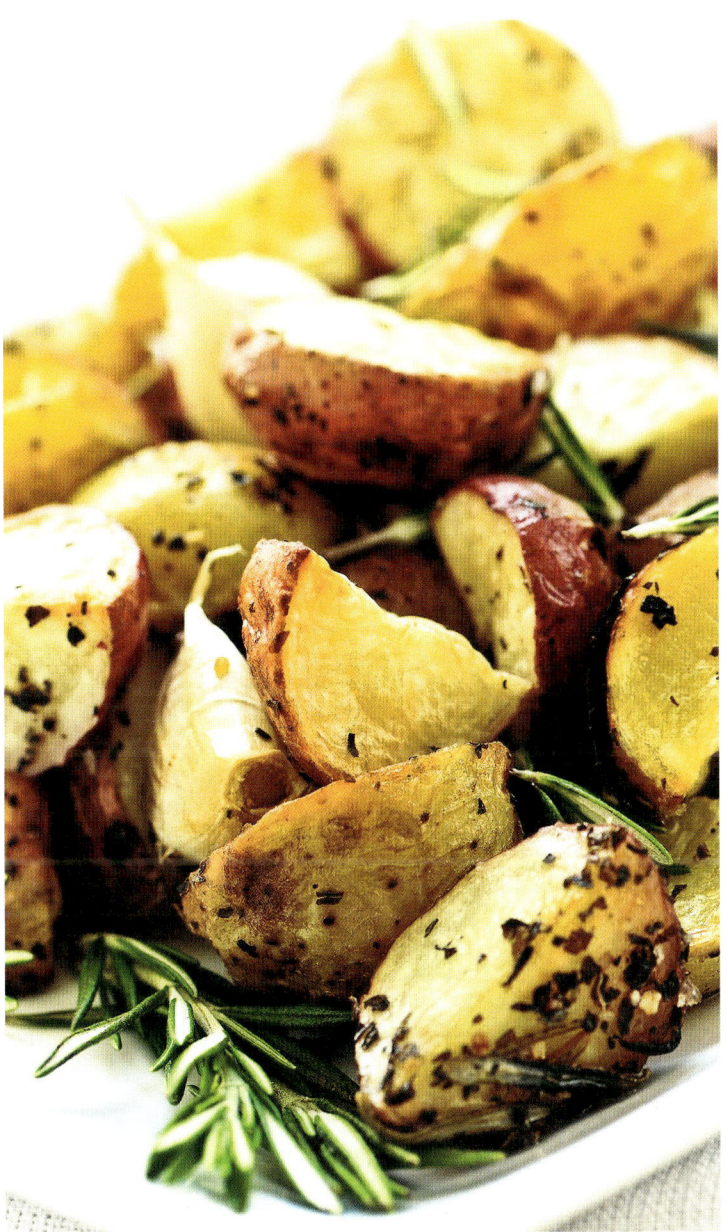

Kartoffeln lassen sich im Ofen auch ohne viel Fett knusprig backen.

Tipp 4: Fett später abheben

Fertigbrühen sind oft sehr salzig und deshalb ungünstig für Menschen mit Bluthochdruck. Für selbstgekochte Brühen ruhig die preiswerten durchwachsenen Fleischstücke mit Knochen auswählen, sie ergeben eine besonders aromatische Basis. Das Fleisch sanft vor sich hinköcheln lassen, bis es weich ist. Dann die Brühe durchsieben und abkühlen lassen. Von kalten Brühen lässt sich das erstarrte Fett leicht abheben und vollständig entfernen.

Tipp 5: Heiße Flüssigkeiten entfetten

Wer es eilig hat und nicht abwarten möchte, bis das Fett einer Brühe erstarrt ist oder wer ölhaltige Flüssigkeiten entfetten möchte, verwendet am besten eine Spezialkanne, oft auch Fetttrenner genannt. Man bekommt sie in Haushaltsfachgeschäften oder kann sie im Internet bestellen. Die Brat- oder Kochflüssigkeiten einfüllen, einem Moment warten, bis sich das Fett oben abgesetzt hat und die fettfreie Flüssigkeit zur weiteren Verwendung in ein anderes Gefäß gießen. Weil das Fett oben schwimmt, ist der Ausguss dieser Kannen am Boden angebracht. Der fettfreie Sud fließt von unten ab, und das Fett bleibt in der Kanne zurück.

Manchmal hilft Öl

!

Blutzuckerspitzen lassen sich durch ballaststoffreiche Gerichte verhindern. Bei schlanken Diabetikern hilft manchmal auch etwas mehr Öl.

Gefährliche Blutzuckerspitzen lassen sich durch zwei Arten von Gerichten verhindern: durch fette und durch ballaststoffreiche. Enthält eine Mahlzeit viel Fett, dauert es lange, bis der Magen sich entleert und die Kohlenhydrate peu à peu über den Dünndarm ins Blut gelangen. Ballaststoffe verlangsamen die Verdauung ebenfalls und sorgen für eine langsame kontinuierliche Aufnahme des Zuckers. Weil der Stoffwechsel eines Menschen, der an Diabetes erkrankt ist, auf einen hohen Anteil an gesättigten Fetten, z. B. aus Butter oder Wurst, negativ reagiert und zu viel mehrfach ungesättigte Fettsäuren (z. B. aus Distelöl, Traubenkern- und Sonnenblumenöl) ebenfalls nachteilig wirken, bleiben

nur die einfach ungesättigten Fettsäuren z. B. aus Raps- und Olivenöl oder Geflügelfett, um den Anstieg des Blutzuckers zu bremsen.

Nach Ansicht von Experten sollten vor allem schlanke Diabetiker mit erhöhtem Triglyceridspiegel (Laborwert) einen Teil der
Kohlenhydrate durch Öle mit hohem Gehalt an einfach gesättigten Fettsäuren ersetzen. Am besten sprechen Sie darüber mit Ihrer Ärztin oder Ihrem Arzt oder probieren aus, ob Ihr Blutzuckerspiegel stabiler wird, wenn Sie z. B. anstelle einer zusätzlichen
Scheibe Brot einen Löffel Öl mehr verwenden.

Für alle anderen Diabetiker sind fettarme, ballaststoffreiche
Lebensmittel wie etwa Vollkornprodukte und Hülsenfrüchte das
Mittel der Wahl, wenn es darum geht, den Blutzucker stabil zu
halten. Das zeigen auch die Ergebnisse großer Langzeit-Studien:
Je mehr Ballaststoffe täglich gegessen wurden, desto gesunder
blieben die an Diabetes Erkrankten.

> **!**
>
> Gut für Diabetiker:
> Öle mit einem
> hohen Anteil an
> einfach gesättigten
> Fettsäuren, z. B.
> Raps- und Olivenöl.

Fett für die Figur

Es gibt tatsächlich Fette, die schlank machen. Kurzkettige Fettsäuren
zum Beispiel sind wirksame Appetithemmer. Nie davon gehört? Kein
Wunder! Denn man kann sie weder kaufen noch essen, unsere
Darmflora stellt sie her. Aber nur, wenn genug unverdauliche
Pflanzenreste, also Ballaststoffe, im Essen sind, um die freundlichen
Bakterien der Darmflora bei Laune zu halten. Sie ernähren sich von
Ballaststoffen und produzieren im Gegenzug diese hochwirksamen
Fettsäuren. Ihr größter Vorzug für die Figur: Sie dämpfen den
Blutzuckeranstieg und stoppen den Hunger, indem sie das appetit-
anregende Hormon Ghrelin ausbremsen. „Grobkost" wie Vollkorn
und Hülsenfrüchte (Erbsen, Bohnen, Linsen) füllt also nicht einfach
nur den Magen, sondern dämpft den Hunger zusätzlich durch
appetithemmende Botenstoffe.

Ganz ohne Fett geht es nicht

Gute Fette sorgen für Polster an der richtigen Stelle, für schöne Haut, geregelten Blutdruck und gesunde Gefäße. Extreme Knauserei zahlt sich also nicht aus. Schließlich ist es beim Fett wie überall: Maßhalten bringt den besten Erfolg. Wichtig ist natürlich die Sorte.

- Fette mit einem hohen Anteil an gesättigten Fettsäuren, wie beispielsweise Butter, Rinderfett oder Schmalz, könnten zum Übergewicht beitragen. Das glaubt jedenfalls eine große Forschergruppe aus Frankreich und Amerika. Sie stellte fest, dass die gesättigte Fettsäure Palmitin natürliche Sättigungshormone ausbremst und so zum Mehressen anregt. Andere Forscher vermuten, dass fettes Essen eine Art Suchteffekt auslöst und damit immer mehr Appetit auf Fett erzeugt. Glücklicherweise kann man sich die Vorliebe für Fettes auch wieder abgewöhnen. Dafür lieber nicht plötzlich auf „supermager" umsteigen, sondern mit der Zeit immer ein kleines bisschen sparsamer werden.
- Zum Braten eignen sich hitzebeständige Öle wie Raps-, Soja- oder Olivenöl.
- Als Lieferanten für die wertvollen hoch ungesättigte Fettsäuren im Wechsel Leinöl, Kürbiskern- oder Nussöle in kleinen Mengen einkaufen, nicht lange lagern und nicht stark erhitzen. Diese kostbaren und wohlschmeckenden Ölsorten für Salatsaucen verwenden oder wie ein Gewürz am Schluss über ein fertig gekochtes Gericht träufeln.

Fleischportionen – klein, aber fein

Wer gern und oft ein Stück Fleisch isst, beschränkt sich am besten auf kleine Genießer-Portionen von etwa 80 bis 100 Gramm. Bringt man dagegen nur ein- oder zweimal die Woche Fleisch auf den Tisch und isst stattdessen oft Fisch, Eier, Hülsenfrüchte oder Tofu, darf die einzelne Fleischportion natürlich größer ausfallen.

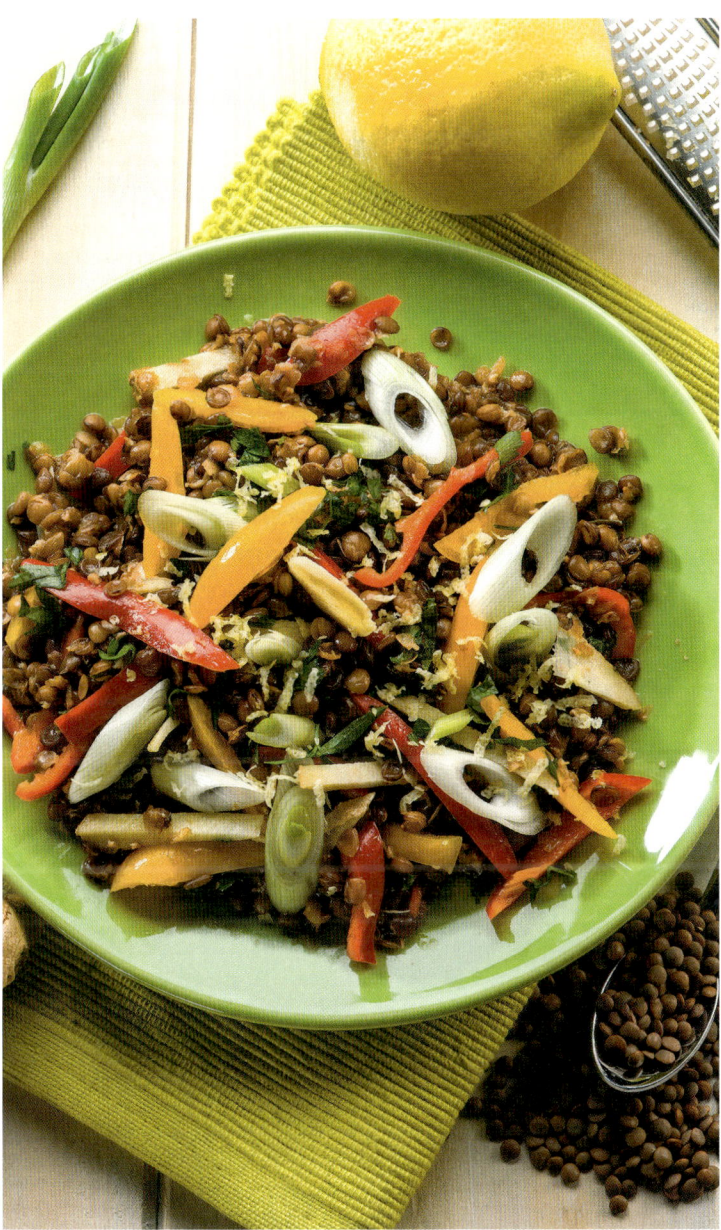

Hülsenfrüchte sind
Ihre idealen Begleiter
auf dem Weg zu
einem stabilen
Blutzucker.

Das Gute: Wer insgesamt weniger Fleisch isst, kann sich für die eingesparte Ration bessere Qualität leisten. Die bekommt man eher im Fachgeschäft als beim Discounter.

Stabiler Blutzucker: Auf die Mischung kommt es an

Der glykämische Index, trendgerecht abgekürzt auch GI oder Glyx bezeichnet, ist ein Maß für die Blutzuckererhöhung, die durch ein Nahrungsmittel ausgelöst wird. Ganz genau lässt er sich nicht kalkulieren, weil jeder Mensch auf die Kohlenhydrate aus dem Essen etwas anders reagiert. Trotzdem gibt es allgemeine Regeln. Weißbrot oder pure Salzkartoffeln lassen den Blutzuckerspiegel besonders rasch ansteigen. Doch wer isst solche Sachen schon pur ohne andere Zutaten wie etwa Belag oder Sauce? Gibt man etwas Fett hinzu, wird der blutzuckersteigende Effekt geringer. Vor allem Ballaststoffe senken den glykämischen Index, weil sie die Verdauung verzögern. In den offiziellen Ernährungsempfehlungen ist der GI nicht enthalten, aber die Fachleute berücksichtigen ihn indirekt durch ihre Empfehlung, viele Vollkornprodukte und wenig Zucker und Süßigkeiten zu essen. Das Gleiche gilt für US-Experten. Auch sie empfehlen statt auf den Glyx zu achten, eine ballaststoffreiche Kost, die den Blutzucker ebenfalls entlastet.

Gesunder Blutzucker, gute Laune

Jeder hat mal einen schlechten Tag. Aber kaum einem Diabetiker ist bekannt, dass seine Gefühlslage vielleicht etwas mit seinem Blutzuckerspiegel zu tun haben kann. Sowohl bei zu hohen Blutzuckerwerten als auch bei Unterzuckerung zeigten sich die Teilnehmer einer wissenschaftlichen Studie besonders angespannt und schlecht gelaunt. In bester Laune waren Testpersonen mit Werten im Normbereich. Regelmäßige Mahlzeiten und langsame Kohlenhydrate stabilisieren also nicht nur die Laborwerte, sondern auch die Gefühlslage.

Wichtig ist vor allem ein Blick auf die Lebensmittel, die den Blutzucker rasant hochjagen können. Schnelle Kohlenhydrate, also diejenigen, die in der Übersicht (unten) mit ihrem glykämischen Index über 65 liegen, baut man besser in kleinen Mengen wohldosiert in Mahlzeiten ein. Fett und Ballaststoffe aus anderen Zutaten bremsen den Anstieg des Blutzuckers, weil das komplette Essen den Magen nicht so schnell verlässt und die Verdauungsenzyme mehr zu tun haben als bei der puren Zutat. Wer kleine „Sünden" im Alltag ausgleichen will, plant eine große Portion Gemüse, Hülsenfrüchte und Vollkorngetreide in jede Mahlzeit ein. Diese Lebensmittel halten den Blutzuckerspiegel stabil.

> **!**
>
> Wenn Sie ballaststoffreich essen, müssen Sie nicht auf den GI achten.

Glykämischer Index

Über 80: Sehr hoher glykämischer Index
Traubenzucker/Glukose, Cornflakes, weißer Reis, süße Limonade, Cola, Konfitüre, Sirup

65 bis 80: Hoher glykämischer Index
Weißbrot, Brötchen, Kartoffelpüree, Pellkartoffeln, Salzkartoffeln, Honig, Melone, Trauben

50 bis 65: Mittlerer glykämischer Index
Milch, Joghurt, Ananas, Bananen, Schokolade, Müsli, Orangensaft, Eiscreme, Hafer, Basmati Reis, Vollkorn-Reis, Hartweizen-Nudeln

Unter 50: Niedriger glykämischer Index
Parboiled Reis, Zartweizen (Ebly), Getreidekörner wie Buchweizen, Hirse oder Dinkel (unzerkleinert), Linsen, Kichererbsen, weiße Bohnen, Bulgur, Äpfel, Erdnüsse, Eier- und Vollkorn-Nudeln

„Zuckerfreie" Lebensmittel

Ob Süßigkeiten, die nicht mit dem üblichen Haushaltszucker gesüßt sind, dem Stoffwechsel nützen, ist umstritten. Denn die Hersteller verwenden oft Zuckeraustauschstoffe wie etwa Isomalt, Maltodextrin, Sorbit und Xylit, die zwar chemisch gesehen keine Zucker sind, jedoch in mancher Hinsicht genauso wie die gewohnten weißen Kristalle wirken. Aber es gibt auch handfeste Vorteile: Mit Isomalt hergestellte Bonbons liefern beispielsweise nur etwa halb so viele Kalorien wie Zuckerbonbons und treiben den Blutzuckerspiegel weniger weit nach oben (niedriger glykämischer Index). Wer mit zuckerreduzierten oder zuckerfreien Lebensmitteln gezielt Kalorien spart, kann also mit ihrer Hilfe abnehmen. Dafür sprechen neue Studien. So verloren Personen, die ihre gewohnten süßen Getränke zehn Wochen lang durch zuckerfreie Getränke ersetzten, rund 1,5 Kilogramm Körpergewicht. Alle, die im gleichen Zeitraum zuckerhaltige Getränke tranken, wogen nach der Studie 1,5 Kilogramm mehr. Zuckerfreie Lebensmittel können jedoch nur dann beim Abnehmen helfen, wenn sie die Kalorienaufnahme reduzieren. Wichtiger als die Angabe „zuckerfrei" sind also Kalorien- und Fettgehalt eines Produkts. Deshalb Produkte mit der Aufschrift „ohne Zuckerzusatz" nicht einfach in den Einkaufskorb legen, sondern erst einmal die Kalorienangabe studieren.

> **!**
>
> Wichtiger als die Angabe „zuckerfrei" sind Kalorien- und Fettgehalt.

Viel trinken und wohlfühlen

Klar, Wasser füllt den Magen, bringt Ballaststoffe zum Quellen und dämpft so den Hunger. Wer also genügend trinkt, kann die Kalorienmenge begrenzen, weil er sich angenehm „voll" fühlt. Um diesen Effekt zu nutzen, vor und während jeder Mahlzeit je ein Glas Wasser trinken.

Doch für echtes Wohlbefinden reicht es nicht, genug zu trinken, auch die Balance der Mineralstoffe ist für den Flüssigkeitshaushalt wichtig. Der Körper braucht Salz, um genügend Wasser zu binden, und Kalium, um überschüssige Flüssigkeit wieder loszuwerden. An Diabetes Erkrankte, die ein paar Pfunde zu viel mit sich herumtragen und gern Fertigprodukte mögen oder regelmäßig außer Haus essen, bekommen oft mehr blutdrucksteigerndes

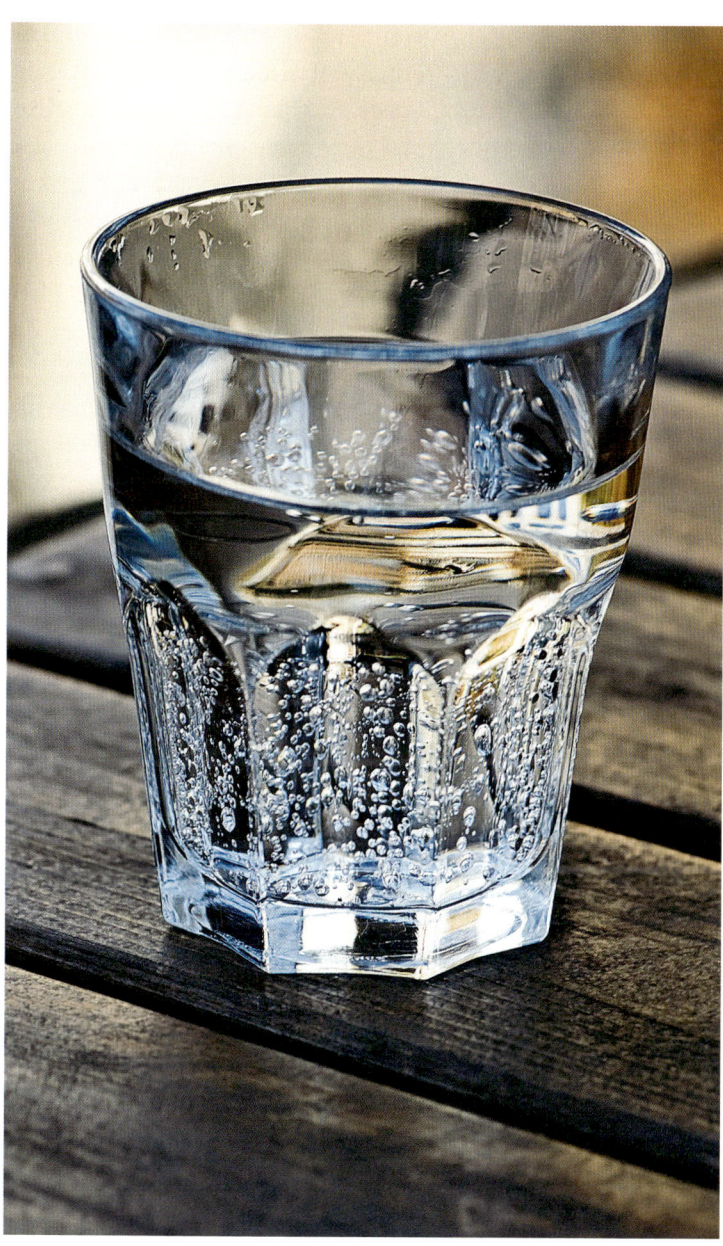

Trinken Sie vor
und während
einer Mahlzeit je ein
Glas Wasser.

Salz auf den Teller, als ihnen gut tut. Der Grund dafür: Köche und Hersteller benutzen das Salz als Geschmacksverstärker und überdecken damit schwache Kochkünste und zweitklassige Zutaten. Was im Fertigessen dagegen oft fehlt, ist die richtige Menge Kalium, die einen zu hohen Salzhaushalt wieder ausgleicht. Diese Versorgungslücke stört jedoch nicht nur die Blutdruckregulation, sondern kann auch Muskeln schwächen und Konzentrationsstörungen auslösen. Die besten Kaliumlieferanten: frisches Obst und Gemüse.

Lieblingsgetränke

Niemand, der sich abends auf sein Glas Wein oder Bier freut, muss deswegen ein schlechtes Gewissen haben. Bei alkoholischen Getränken ist es wie bei jedem anderen Genussmittel: Die Dosis macht das Gift. Ein Gläschen hat Vorteile, zwei gehen gerade noch, das dritte landet in der Leber und auf den Hüften. Unglaublich, aber wahr: Während starke Trinker mit schweren gesundheitlichen Nachteilen rechnen müssen, können kleine Mengen Wein vor überschüssigen Pfunden schützen. Ob der Grund dafür in Biostoffen wie etwa dem Resveratrol liegt oder in der persönlichen Veranlagung zum kontrollierten Genuss, wissen Experten noch nicht. Doch gilt als sicher, dass ein bis zwei Gläschen Wein zum Essen, also ein Viertelliter für Männer (20 g Alkohol) und ein Achtelliter für Frauen nicht schaden.

Bei größeren Mengen treten die Nachteile in den Vordergrund: Alkohol macht dick, denn der Körper verbrennt Alkohol immer zuerst. Die Energie aus dem Essen geht dafür auf Lager. Dabei schlagen sich die durch den Alkohol eingesparten Fettkalorien ausgerechnet um die Leibesmitte nieder (androide Adipositas).

Außerdem wichtig: Wer Blutzucker senkende Medikamente einnimmt oder Insulin spritzt, sollte Alkohol nur zu einer ausgewogenen Mahlzeit trinken, sonst droht Unterzuckerung.

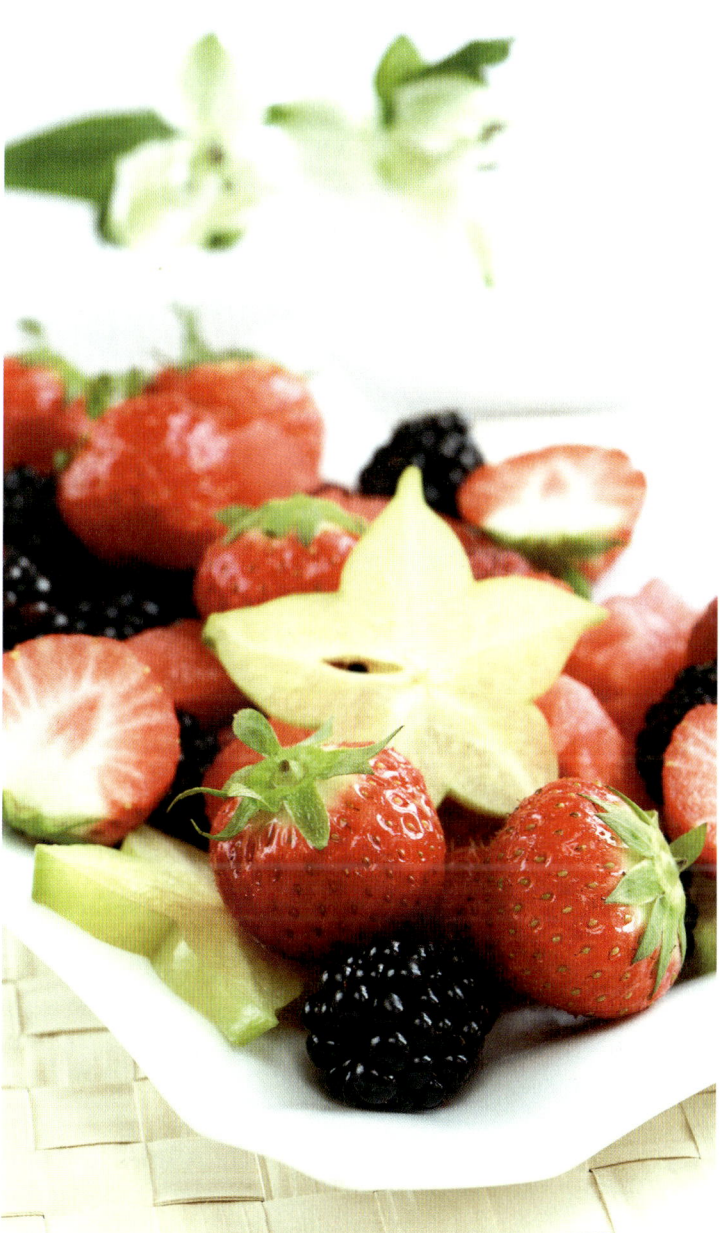

Frisches Obst ist
ein guter Kalium-
lieferant.

!

Am einfachsten
sparen Sie Kalorien
durch üppige
Gemüsebeilagen
ein.

Der Gemüse-Trick

Der wahrscheinlich einfachste Weg, Kalorien zu sparen: Mehr Gemüse essen. An Gurken, Tomaten und Spargel können Produkt-Designer studieren, wie man Wasser raffiniert in eine knackig-feste Form bringt und das Ganze so aromatisiert, dass selbst Feinschmecker daran nichts auszusetzen haben. Möhren, Kohlrabi, Spinat und Brokkoli füllen einen Essteller ganz üppig mit gerade mal 100 Kalorien.

Klar, dass Gemüse light ist, wissen wir. Aber die Frage ist doch, wie lange mich das Essen satt, zufrieden und leistungsfähig macht. Denn nachher möchte man sich mit angenehm rundem Bauch zurücklehnen und genau wissen, für die nächsten Stunden gibt es keine miese Laune, weil der Magen knurrt. Diesen angenehmen Effekt erreicht man am besten durch magere Eiweißlieferanten wie Geflügel, Fisch und Eier in Kombination mit Gemüse. Wer ohne viel Rechnerei und ohne Verzicht auf seine Lieblingsgerichte Kilos verlieren möchte, gewöhnt sich am besten an, seinen Teller zuerst zur Hälfte mit Salat oder Gemüse zu füllen. Den verbliebenen Platz teilen sich dann die geliebten Fleischstücke, das Sößchen und verlockende Beilagen. Genuss pur, aber eben in der etwas kleineren Portion!

!

Zu Brot und
Aufschnitt immer
auch Gemüse
servieren.

Gemüse ist der beste Snack

Wie peppt man das geliebte Butterbrot am besten diabetesgerecht auf? Mit leckerem Knabbergemüse! Es verleiht Stullen knackige Frische, hilft beim Sattwerden, liefert wichtige Nährstoffe, aber zum Glück kaum Kalorien. Eine gute Gewohnheit: Immer wenn Brot und Aufschnitt auf den Tisch kommen, eine Portion frisches Gemüse dazu servieren.

Möhren   Am einfachsten: Möhren mit dem Sparschäler schälen und zum Butterbrot aus der Hand knabbern. Wer mehr will als einen guten Magenfüller, raspelt die Möhren und gibt etwas

Zitronensaft hinzu. So kann der Körper die Inhaltstoffe besonders gut ausnutzen. Der Vitamin-C-reiche Saft schützt die Vitamine auch, wenn man die Raspelmöhren für ein, zwei Tage im
Kühlschrank aufhebt.

Paprikaschoten   Die Schoten erfrischen durch ihren hohen Vi-
tamin-C-Gehalt. Vor allem die roten Exemplare eignen sich gut
zum Rohessen. Eine 150 g schwere Frucht liefert nur 42 Kalorien,
aber 5 g Ballaststoffe, 6 Mineralstoffe und 5 Vitamine.

Immer erst den
halben Teller mit
gesundem Gemüse
oder Salat füllen,
dann die geliebten
Beilagen.

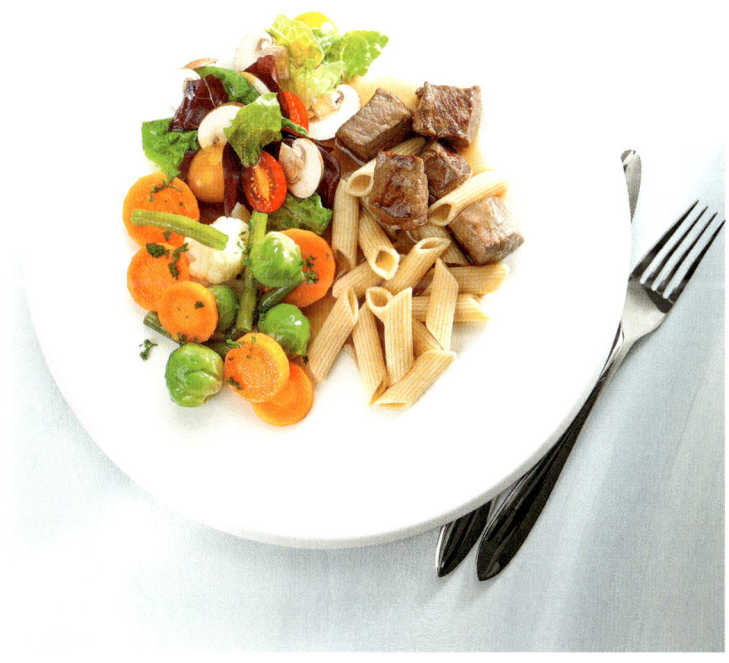

Salatgurken Die Menge an Vitaminen ist zwar nicht riesig, aber gemessen am geringen Kaloriengehalt durchaus beachtlich. Das Light-Gemüse besteht zu 97 Prozent aus Wasser und liefert reichlich Kalium, das als Gegenspieler vom Kochsalz den Blutdruck reguliert. Wichtig für alle, die gern salzige Wurst- und Käsesorten mögen.

Radieschen Die scharf schmeckenden roten oder rotweißen Rüben so frisch wie möglich essen. Sie liefern reichlich Mineralstoffe und ergänzen mit ihrer leichten Schärfe mild schmeckende Käsesorten und Quarkbrote besonders gut. Auch praktisch als Proviant für unterwegs.

Sauerkraut Das erfrischend säuerliche Gemüse enthält fast doppelt so viel Vitamin C wie durchschnittliche Äpfel, dabei nur ein Drittel der Kalorien und keinen Zucker. Die reichlich enthaltenen Ballaststoffe helfen dabei, den Blutzucker zu stabilisieren. Also zum Butterbrot dazu essen oder eine Handvoll unter dem Belag aufs Brot verteilen. Frisches rohes Sauerkraut gibt es auf Wochenmärkten, im Reformhaus und in Naturkostläden, Dosenware schmeckt nur heiß zubereitet.

Staudensellerie Die gelblich-grünen Bündel liefern reichlich Vitamine und außerdem ätherische Öle, die dem knackigen Gemüse nicht nur Würze verleihen, sondern auch den Stoffwechsel anregen. Außerdem ist das Gemüse gut gegen hohen Blutdruck: Staudensellerie enthält einen Wirkstoff, der die Muskeln der Blutgefäße entspannt und auf diese Weise hilft, den Blutdruck zu regulieren. Für den bequemen Vorrat Stangen waschen, unansehnliche Stellen abschneiden. Falls vorhanden, Fäden von unten nach oben abziehen. Stangen in einen Frischhaltebeutel verpackt kühl stellen.

Radieschen sind
praktisch als Beilage
zum Brot und für
unterwegs.

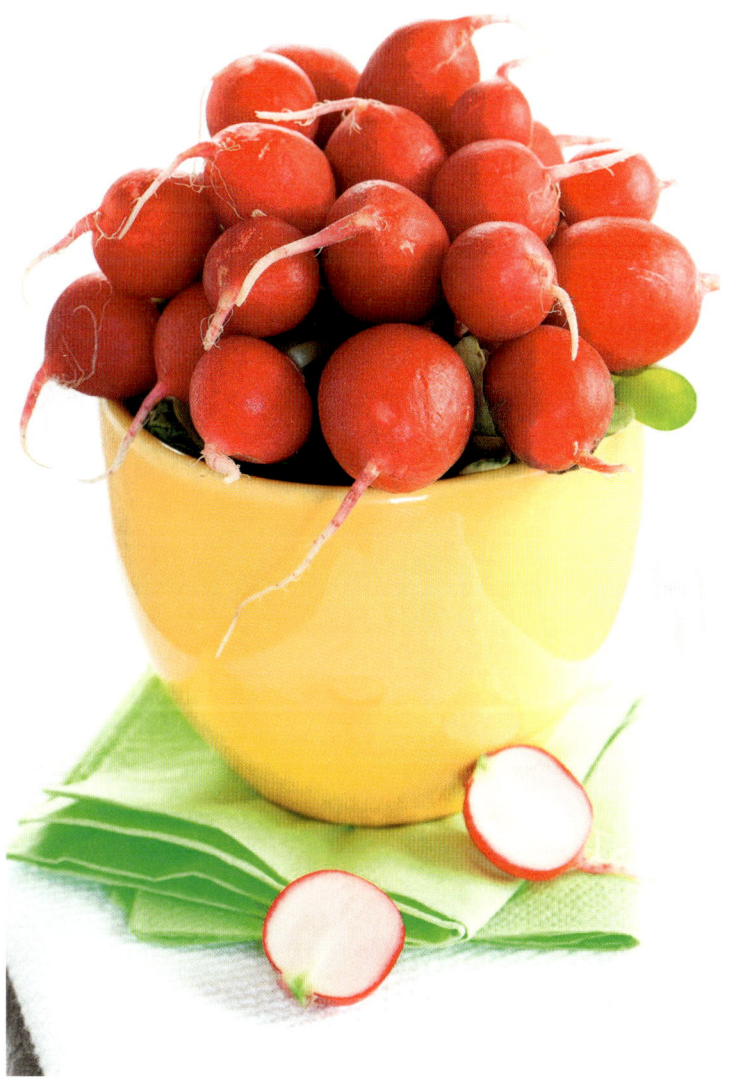

Erfolgsrezept Lebensstil

Eine gesunde Lebensweise senkt das Risiko für chronische Krankheiten noch deutlicher als bislang vermutet. Das zeigte die EPIC Langzeit-Studie mit über 25 000 Teilnehmern nach rund acht Jahren. Gesunder Lebensstil senkt beispielsweise die Gefahr, einen Herzinfarkt zu erleiden, um 81 Prozent; die Wahrscheinlichkeit, einen Schlaganfall zu bekommen, vermindert sich um die Hälfte und das Krebsrisiko um 36 Prozent.

Körpergewicht

Je mehr Gewicht ein Typ-2-Diabetiker mit sich herumträgt, desto geringer ist die Wirkung des Insulins auf die Zellen. Nimmt er langsam und stetig ab, werden die Zellen wieder empfänglicher für Insulin, sie nehmen die Glukose besser auf und der Blutzuckerspiegel sinkt. Medizinische Präparate und Extremdiäten, die als gewichtsreduzierend beworben werden, kommen wegen gefährlicher Nebenwirkungen bei Diabetes nicht in Frage.

Sport und Bewegung

Arbeiten die Muskeln, benötigen sie Energie und verbrauchen Glukose. Deshalb sinkt der Blutzuckerspiegel. Wieviel Sie essen können, hängt also auch davon ab, wieviel Sie sich bewegen. Um messbar das Gewicht zu reduzieren, ist ein zusätzlicher Energieverbrauch von mindestens 2500 Kalorien pro Woche erforderlich, das entspricht fünf Stunden zusätzlicher körperlicher Bewegung.

Insulin

Diabetiker, denen der Facharzt Insulin verordnet hat, stimmen den Kohlenhydratgehalt der Mahlzeiten auf die Insulinmenge ab. Alle Rezepte dieses Buchs enthalten Angaben über den Gehalt von Kohlenhydraten bzw. Broteinheiten.

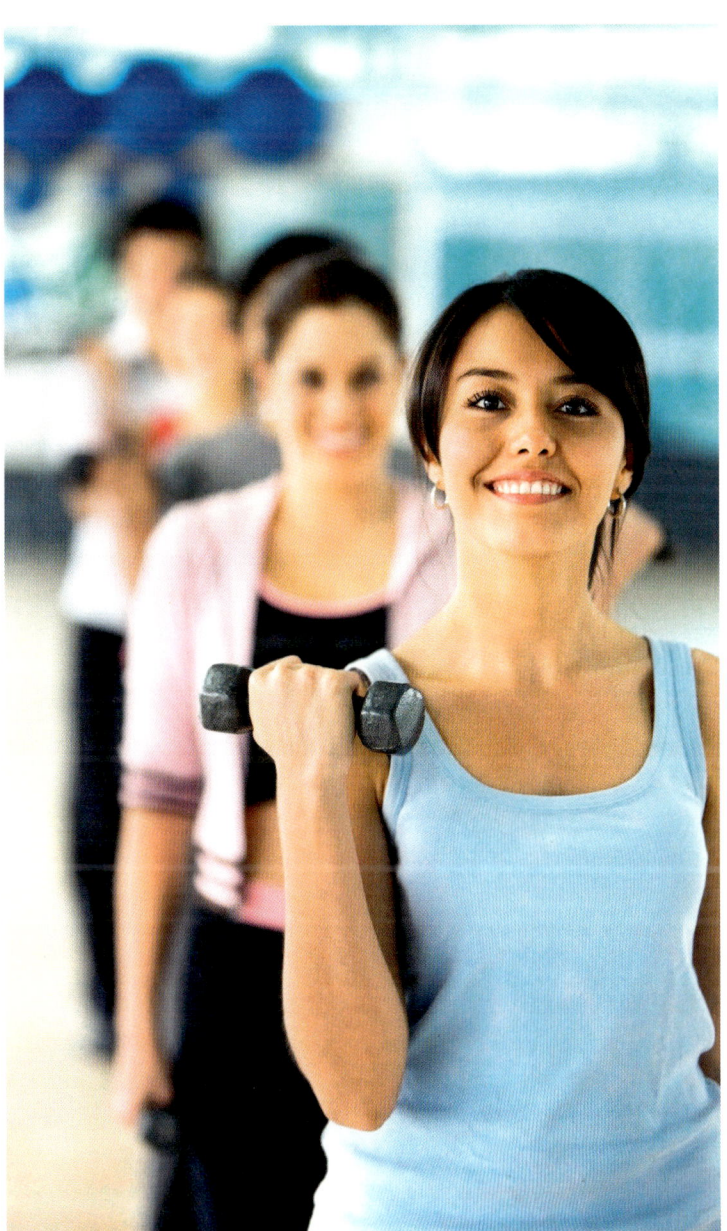

Wer sich viel bewegt, kann mehr essen.

Medikamente

Leiden Sie unter Diabetes Typ 2, dann planen Sie Ihre Ernährung so, dass Sie im besten Fall auf Diabetesmedikamente ganz verzichten können. Sprechen Sie Ihren Arzt darauf an und erzählen Sie, dass Sie mit einer Änderung des Lebensstils versuchen wollen ohne Medikamente auszukommen. Diabetesfachärzte helfen dabei durch individuelle Beratung.

Gute Gewohnheiten

> **!**
>
> Der Blutzuckerspiegel bleibt bei gleichbleibenden Essgewohnheiten am stabilsten.

Sie behalten den Blutzuckerspiegel am besten im Griff, wenn Sie immer ungefähr zur gleichen Tageszeit die gleiche Menge und eine ähnliche Kombination von Lebensmitteln essen. Also z. B. morgens ein ballaststoffreiches Müsli mit Obst, mittags eine warme Mahlzeit mit Gemüse oder Salat und abends ein ausgewogenes abwechslungsreiches Essen mit langsamen Kohlenhydraten, die den Blutzuckerspiegel in der Nacht stabil halten.

Keine Strafen

Sie haben bei einem Lieblingsgericht allzu üppig zugegriffen? Einmal ist kein Mal. Schlemmersünden durch extremes Kaloriensparen am nächsten Tag auszugleichen, das nützt bei Diabetes nichts. Im Gegenteil: Wechseln Kalorien- und Kohlenhydratmengen von Tag zu Tag, saust der Blutzucker rauf und wieder hinunter. Versuchen Sie lieber, sich viel und regelmäßig zu bewegen, damit Sie jeden Tag ausreichend und lustvoll essen können.

Erfolgskontrolle

Wer seinen Blutzuckerspiegel täglich prüft, hilft dem Arzt, die ideale Therapie zu finden. So können Ernährung, Bewegung, Insulingaben und andere Medikamente den Bedürfnissen angepasst werden. Haben Sie es geschafft, den Blutzucker allein mit Ernährung und Bewegung ins Lot zu bringen, reicht es, morgens nach dem Aufstehen und abends vor dem Essen zu messen.

Fünf Schritte zum stabilen Blutzucker

1   Ergänzen Sie Ihre Lieblingsgerichte mit Vollkornprodukten, Gemüse und Hülsenfrüchten. Das sind ideale Quellen für „langsame" Kohlenhydrate.
2   Verwenden Sie hochwertige Fette wie Raps- und Olivenöl. Essen Sie öfter mal Nüsse anstelle von fetter Wurst, Chips oder Imbissspezialitäten.
3   Genießen Sie Fleisch und Wurst in Maßen. Planen Sie dafür mehr magere Milchprodukte ein.
4   Süßen Sie möglichst kalorienarm, also mit Süßstoff oder einer Mischung aus Süßstoff und Zucker.
5   Beschränken Sie Alkohol auf ein oder zwei Gläser pro Tag.

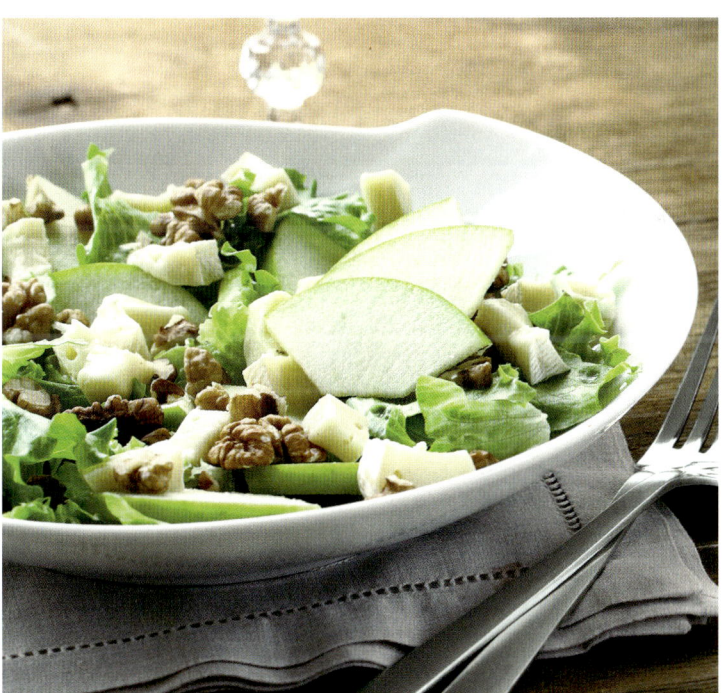

Nüsse und Apfel – ein leckerer Snack, der den Blutzucker optimal stabilisiert.

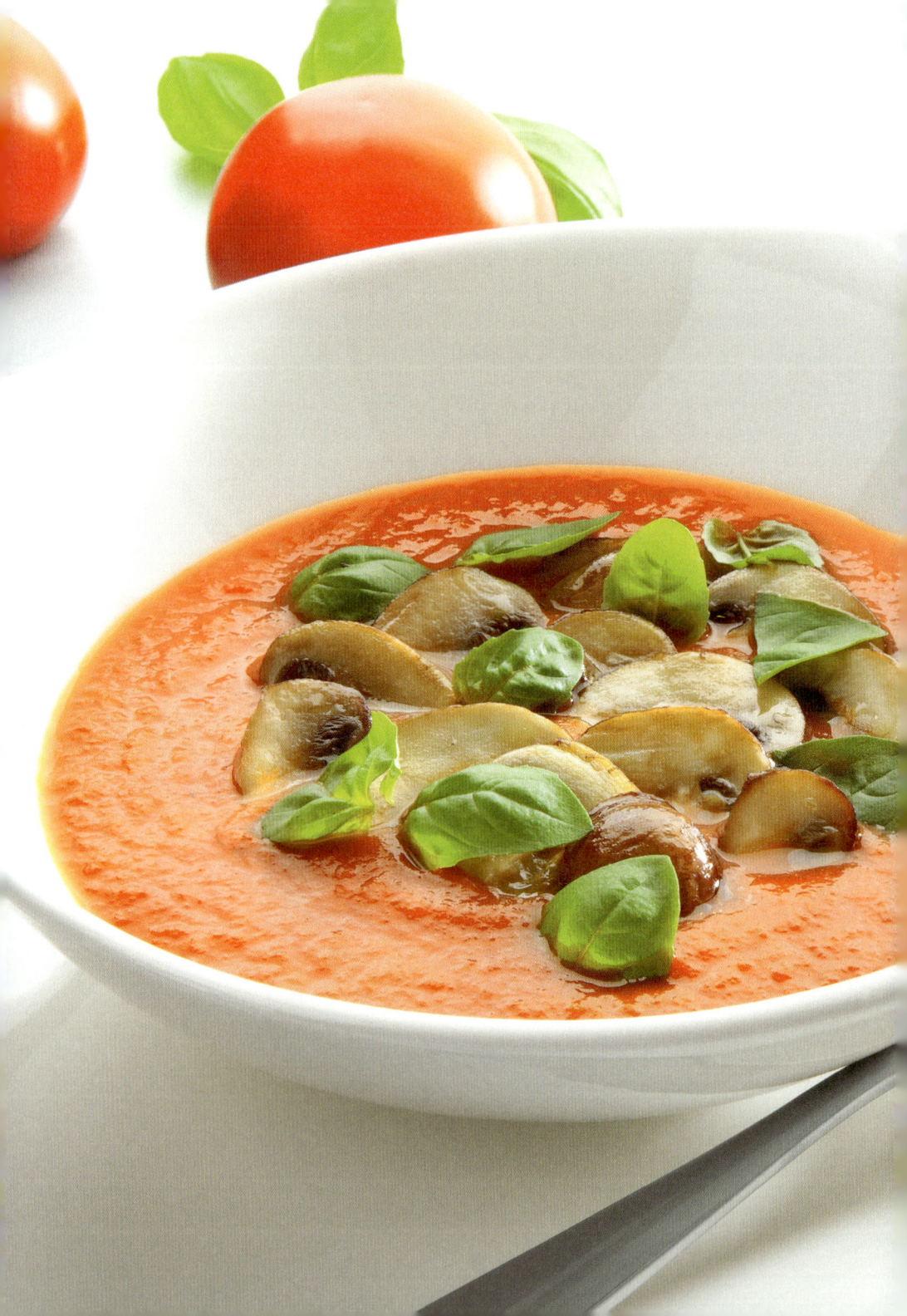

100 LIEBLINGSREZEPTE FÜR DIABETIKER

Besser essen und dabei auf nichts, was einem lieb ist, verzichten, das ist die wahre Herausforderung bei einer diabetesgerechten Ernährungsweise. Statt Enthaltsamkeit sind kluge Küchentricks und Gerichte gefordert, die einen beim Essen glücklich machen. Mit den folgenden Rezeptklassikern können Sie gewohnt leckere Mahlzeiten auf den Tisch bringen, die Ihren Stoffwechsel in der Balance halten. Das beweist auch die Nährstoffbilanz, die jedes Rezept mitbringt. Und keine Sorge: Sie müssen keine Extraportionen für den Rest der Familie kochen. Hier kommen deftige und süße Gerichte, die allen schmecken und der Figur guttun.

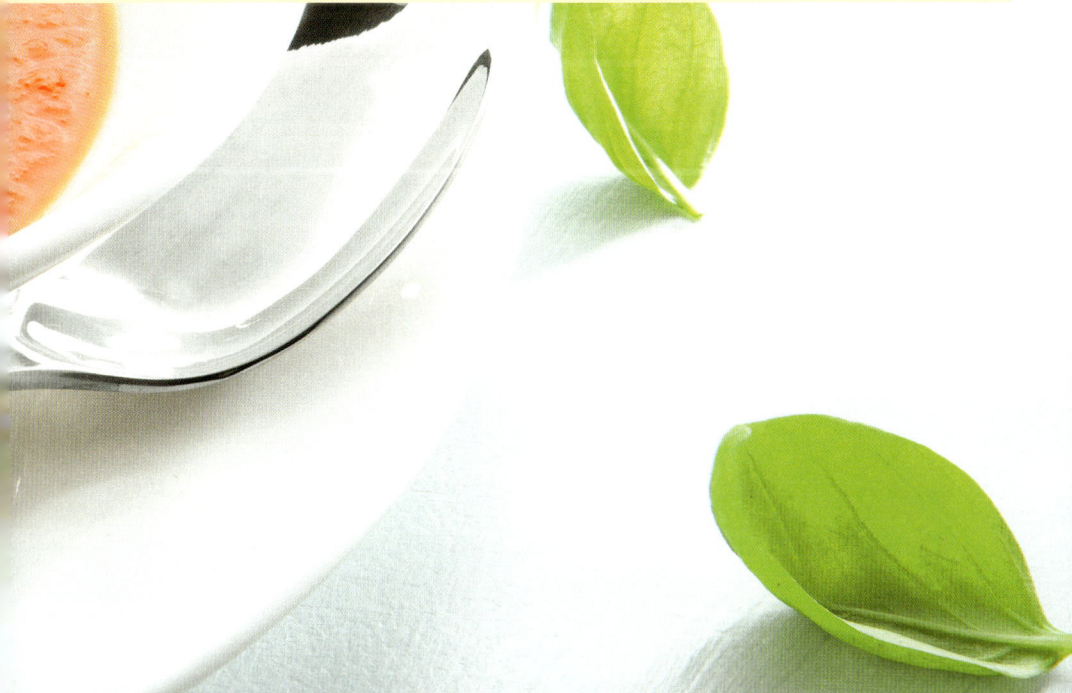

SALATE UND SUPPEN

Bunter Nudelsalat

Eine Portion enthält:
10 g E, 10 g F, 41 g KH = 310 kcal (1298 kJ)
8 g Ballaststoffe, 3 BE

Zutaten für 4 Portionen

200 g kurze Vollkornnudeln (z. B. Hörnchen, Zöpfe)

Salz

2 EL Olivenöl

500 g Kirschtomaten

1 kleine Dose Maiskörner (140 g Abtropfgewicht)

5 Stängel Basilikum

1 Bund Schnittlauchröllchen

2 EL Salatcreme

100 ml Gemüsebrühe oder -fond

1 Becher fettarmer Naturjoghurt (150 g)

flüssiger Süßstoff

Cayennepfeffer

Essig oder Zitronensaft zum Abschmecken

Zubereitung

1   Nudeln in Salzwasser knapp gar kochen. Abgießen und abgetropft mit dem Öl mischen.

2   Die Tomaten halbieren, Maiskörner in einem Sieb abspülen und abtropfen lassen. Kräuter waschen und trocken schütteln, Basilikum in feine Streifen, Schnittlauch in Röllchen schneiden.

3   Salatcreme mit Brühe und Joghurt verrühren. Mit Süßstoff, Salz und Cayennepfeffer kräftig würzen. Mit Essig oder Zitronensaft abschmecken.

4   Nudeln, Tomaten, Maiskörner, Basilikum und Schnittlauch in einer Schüssel mischen. Die Salatcrememischung darüber geben und durchmischen.

Bayerischer Kartoffelsalat

Eine Portion enthält:
4 g E, 5 g F, 33 g KH = 208 kcal (867 kJ)
3 g Ballaststoffe, 2 BE

Zutaten für 4 Portionen

1 kg Kartoffeln (fest kochende Sorte)

Salz

2 Zwiebeln

1 Knoblauchzehe

2–3 Gewürzgurken

½ Bund Dill

⅛–¼ l Brühe

3–5 EL Weinessig

Pfeffer

2 EL Rapsöl

Zubereitung

1 Die Kartoffeln waschen und in Salzwasser 20 Minuten kochen. Abgießen, mit kaltem Wasser übergießen und kurz stehen lassen, damit sich die Schale leichter ablösen lässt. Noch heiß schälen und in Scheiben schneiden.

2 Zwiebeln und Knoblauch schälen und würfeln. Gewürzgurken abtropfen lassen und ebenfalls würfeln. Dill waschen, trocken schütteln und die zarten Spitzen von den Ästen zupfen.

3 Die Hälfte der Brühe mit dem Essig erhitzen, Knoblauch und Zwiebeln darin aufkochen. Die Mischung über die Kartoffeln gießen und einige Minuten stehen lassen. Falls alle Flüssigkeit aufgenommen wurde, noch etwas Brühe nachgießen.

4 Öl, Dill und Gewürzgurken vorsichtig unterheben und mit Essig, Salz und Pfeffer nachwürzen. Der Salat schmeckt besonders gut lauwarm.

TIPPS

Je nach Kartoffelsorte nimmt der Salat mehr oder weniger Flüssigkeit auf. Gerät er zu fest, kurz vor dem Servieren noch etwas heiße Brühe untermischen.

Abwandlungen: 250 g gewürfelte Tomaten (mitsamt Haut und Kernen) und ½ gewürfelte Salatgurke unter den fertigen Kartoffelsalat mischen, anstelle des Öls eine Mischung aus 1 gehäuften EL Mayonnaise und 1 Becher fettarmem Naturjoghurt unter den Salat heben, statt Dill Kerbel oder Liebstöckel verwenden.

Der Salat wird sättigender, wenn man zwei hart gekochte gewürfelte Eier untermischt.

Waldorffsalat

Eine Portion enthält:
3 g E, 8 g F, 16 g KH = 157 kcal (658 kJ)
4 g Ballaststoffe, 1,5 BE

Zutaten für 4 Portionen

400 g säuerliche Äpfel

2 EL Zitronensaft

300 g Knollensellerie

100 g fettarmer Naturjoghurt

50 g saure Sahne

Salz

Pfeffer

flüssiger Süßstoff

30 g Walnusskerne

Zubereitung

1 Die Äpfel waschen und trocken reiben. Rund um das Kerngehäuse grob raspeln und das Fruchtfleisch sofort mit Zitronensaft beträufeln. Den Sellerie schälen und fein raspeln. Zu den Äpfeln geben und unterheben.

2 Joghurt und saure Sahne verrühren und mit Salz, Pfeffer und wenig Süßstoff würzen. Nüsse grob hacken.

3 Sauce und Nüsse unter den Salat heben und mindestens 30 Minuten ziehen lassen. Eventuell noch einmal abschmecken.

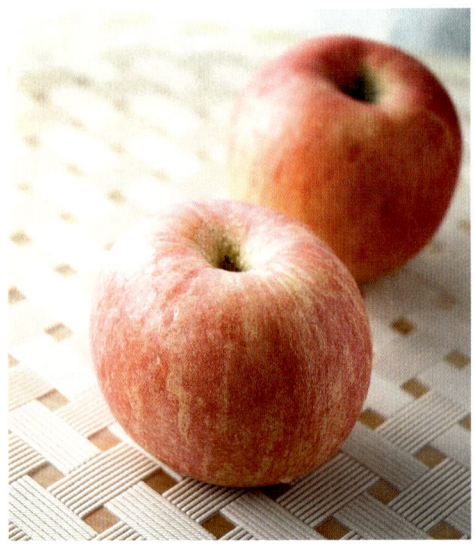

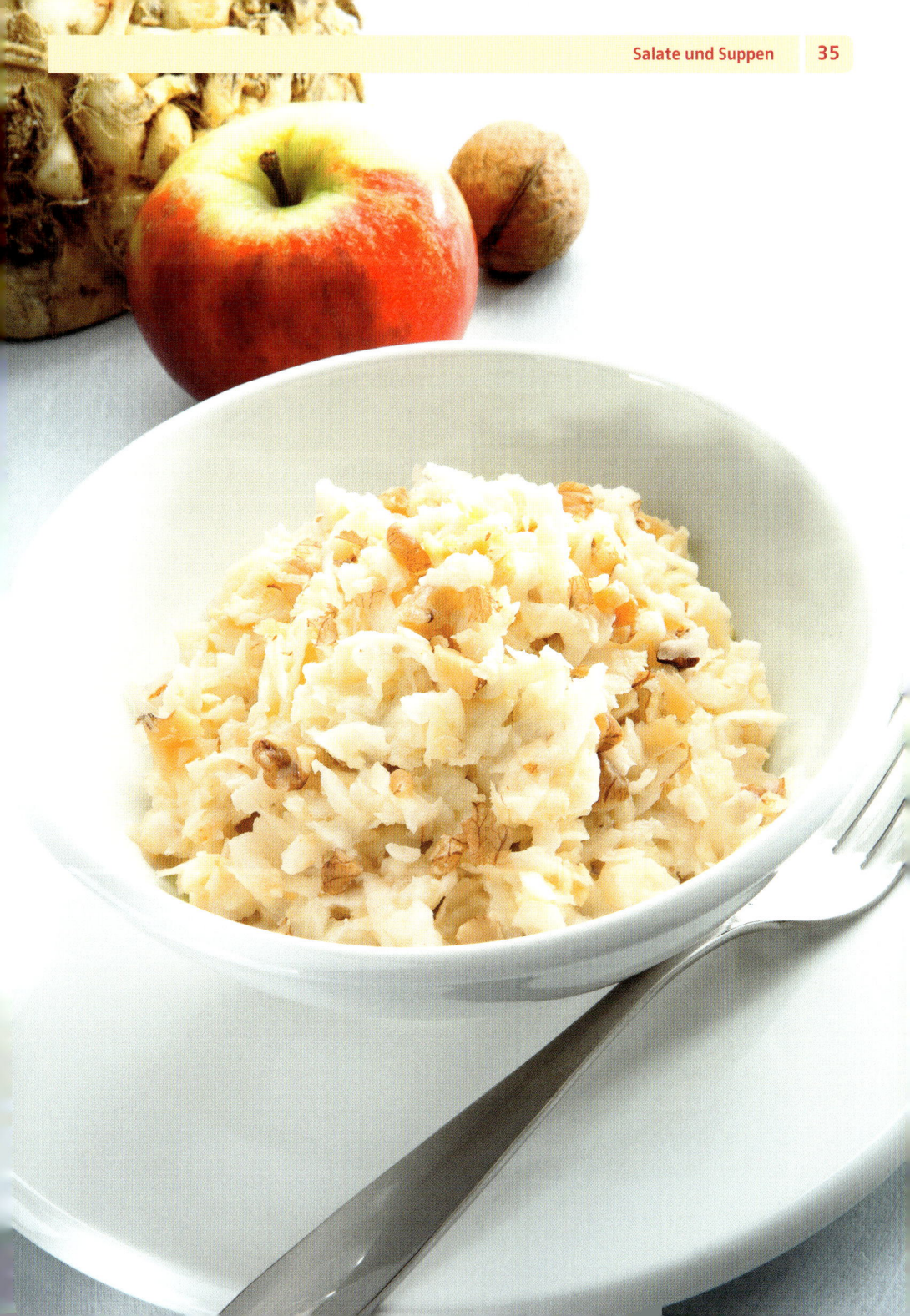

Geflügelsalat mit Früchten

Eine Portion enthält:
23 g E, 12 g F, 10 g KH = 253 kcal (1060 kJ)
3 g Ballaststoffe, 1 BE

Zutaten für 4 Portionen

1 gegrilltes Hähnchen (Imbiss)

2 Kiwis

2 Orangen

5 EL Geflügelbrühe oder -fond

1–2 EL Zitronensaft

3 EL Rapsöl

Salz

Pfeffer

Zubereitung

1 Das abgekühlte Hähnchenfleisch von Haut und Knochen lösen und in mundgerechte Stücke schneiden.

2 Die Kiwis schälen und in Scheiben schneiden, die Orangen schälen und die Fruchtsegmente halbieren.

3 Brühe oder Fond mit Zitronensaft und Rapsöl verrühren, mit Salz und Pfeffer würzen. Hähnchenfleisch und Früchte unter die Sauce heben und mindestens 15 Minuten durchziehen lassen.

TIPPS

Wenn Sie Zeit und Lust haben und gute Brühen mögen, kochen Sie das Hähnchen für diesen Salat selbst. Einfach mit etwas Suppengrün in einem Topf mit kaltem Wasser aufsetzten, langsam zum Kochen bringen und 40 bis 60 Minuten bei milder Hitze köcheln lassen. Übrig bleibt eine köstliche Hühnerbrühe. Wer eine herzhafte Variante bevorzugt, verwendet statt der Früchte 2 bis 3 Stangen Staudensellerie und 3 Tomaten. Zum Schluss mit frischem Basilikum bestreuen.

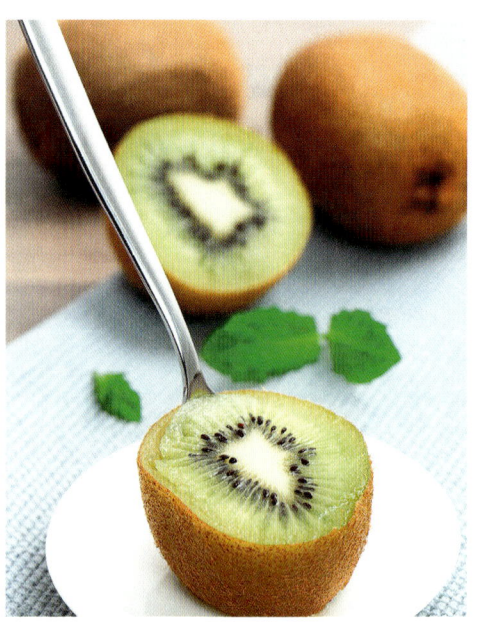

Nizzasalat

Eine Portion enthält:
10 g E, 9 g F, 11 g KH = 180 kcal (750 kJ)
6 g Ballaststoffe, 0,5 BE

Zutaten für 4 Portionen

2 Eier

500 g Tomaten

2 Paprikaschoten

½ Salatgurke

300 g grüne Bohnen

1 Zwiebel

1 Knoblauchzehe

Salz

2 EL Weinessig

5 EL Gemüsebrühe oder -fond

2 EL Olivenöl

1 Msp. Senf

Pfeffer

1 kleine Dose Sardellen/Anchovis

(40 g Abtropfgewicht)

40 g schwarze Oliven

Zubereitung

1 Eier hart kochen, abkühlen lassen, schälen und vierteln.

2 Das Gemüse putzen und in mundgerechte Stücke schneiden. Zwiebel und Knoblauchzehe schälen, die Zwiebel in feine Ringe schneiden. Bohnen in kochendem Salzwasser 10 bis 12 Minuten knackig garen, in einem Sieb kurz mit kaltem Wasser abbrausen und abtropfen lassen.

3 Essig, Gemüsebrühe und Öl verquirlen und mit Senf, Salz und Pfeffer würzen. Eine Salatschüssel mit den halbierten Knoblauchzehen ausreiben und das Gemüse und die Sauce darin vorsichtig mischen.

4 Sardellenfilets, Oliven und Eiviertel auf den Salat geben.

Salat aus gegrilltem Sommergemüse

Eine Portion enthält:
5 g E, 8 g F, 13 g KH = 150 kcal (630 kJ)
7,5 g Ballaststoffe, 0 BE

Zutaten für 4 Portionen

2 kleine Fenchelknollen à 250 g

1 Aubergine (500 g)

4 Tomaten

3 Paprikaschoten (grün, rot und gelb)

3 EL Olivenöl

Salz

Pfeffer

1 Bio-Orange

1 Knoblauchzehe

3 Stiele Basilikum

Zubereitung

1   Den Backofengrill stark vorheizen.

2   Das Gemüse putzen. Fenchel halbieren, den harten Strunk keilförmig herausschneiden und die Knollen in etwa 1 cm dicke Scheiben schneiden. Aubergine der Länge nach halbieren und in Scheiben schneiden, Tomaten vierteln, Paprikaschote in Streifen schneiden. Das Gemüse in einer Schüssel mit dem Öl mischen und mit Salz und Pfeffer würzen.

3   Das Gemüse auf ein mit Backpapier belegtes Blech legen und auf der oberen Schiene in den Backofen schieben. Das Gemüse von beiden Seiten etwa 4 bis 5 Minuten grillen, herausnehmen und etwas abkühlen lassen.

4   Die Orange waschen und trocken reiben. 1–2 TL Orangenschale abreiben, die Frucht halbieren und 4 bis 5 EL Saft auspressen. Knoblauch schälen und hacken, Basilikumblättchen in feine Streifen schneiden.

5   Orangensaft und -schale mit Knoblauch und Basilikum verrühren, das Gemüse unterheben und eventuell mit Salz und Pfeffer abschmecken. Der Salat schmeckt lauwarm oder auf Zimmertemperatur abgekühlt.

Matjessalat

Eine Portion enthält:
17 g E, 16 g F, 43 g KH = 394 kcal (1648 kJ)
4 g Ballaststoffe, 3,5 BE

Zutaten für 4 Portionen

1 kg Kartoffeln

Salz

250 g fettarmer Naturjoghurt

100 g saure Sahne

Pfeffer

1 großer Apfel

1 Bund Frühlingszwiebeln

100 g Eisbergsalat

4 Matjesfilet (etwa 250 g)

TIPP

Salzen Sie die Sauce für den Matjessalat
zunächst nicht. Meist enthält der Matjes
genügend Salz, um den ganzen Salat zu
würzen. Schmecken Sie lieber ganz zum Schluss
einmal ab und entscheiden dann, ob noch
zusätzliche Würze notwendig ist.

Zubereitung

1 Die Kartoffeln gut abbürsten und mit der Schale etwa 20 Minuten in Salzwasser garen.

2 Den Joghurt mit saurer Sahne verrühren und mit etwas Pfeffer würzen.

3 Das Kerngehäuse aus dem Apfel schneiden und das Fruchtfleisch würfeln, Frühlingszwiebeln putzen und in Ringe schneiden. Eisbergsalat und Matjes in Streifen schneiden.

4 Alle Zutaten unter die Salatsauce heben, eventuell nachwürzen und sofort mit den Pellkartoffeln servieren.

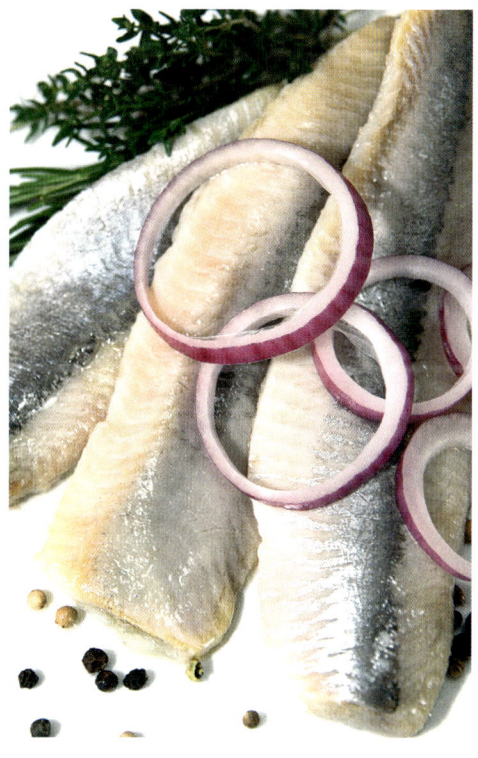

Linsensalat mit Orangen

Eine Portion enthält:
15 g E, 7 g F, 36 g KH = 285 kcal (1194 kJ)
9 g Ballaststoffe, 3 BE

Zutaten für 4 Portionen

1 Dose Linsen (530 g Abtropfgewicht)

3 Orangen

1 Bund Rucola (60 g)

3 EL Rapsöl

Salz

Pfeffer

1 EL Sesam

Zubereitung

1 Die Linsen in einem Sieb abspülen und abtropfen lassen.

2 Zwei Orangen wie einen Apfel schälen, die Filets mit einem Messer herausschneiden. Die dritte Orange auspressen

3 Die Rucola putzen, waschen und trocken schütteln. Die groben Stiele entfernen, die Blätter in Streifen schneiden.

4 Orangensaft mit Öl verrühren und mit Salz und Pfeffer würzen. Linsen, Orangen und Rucola unterheben und mit Sesam bestreut servieren.

TIPP

Sesam ist besonders aromatisch, wenn die kleinen Kügelchen in einer beschichteten Pfanne ohne Fett geröstet werden.

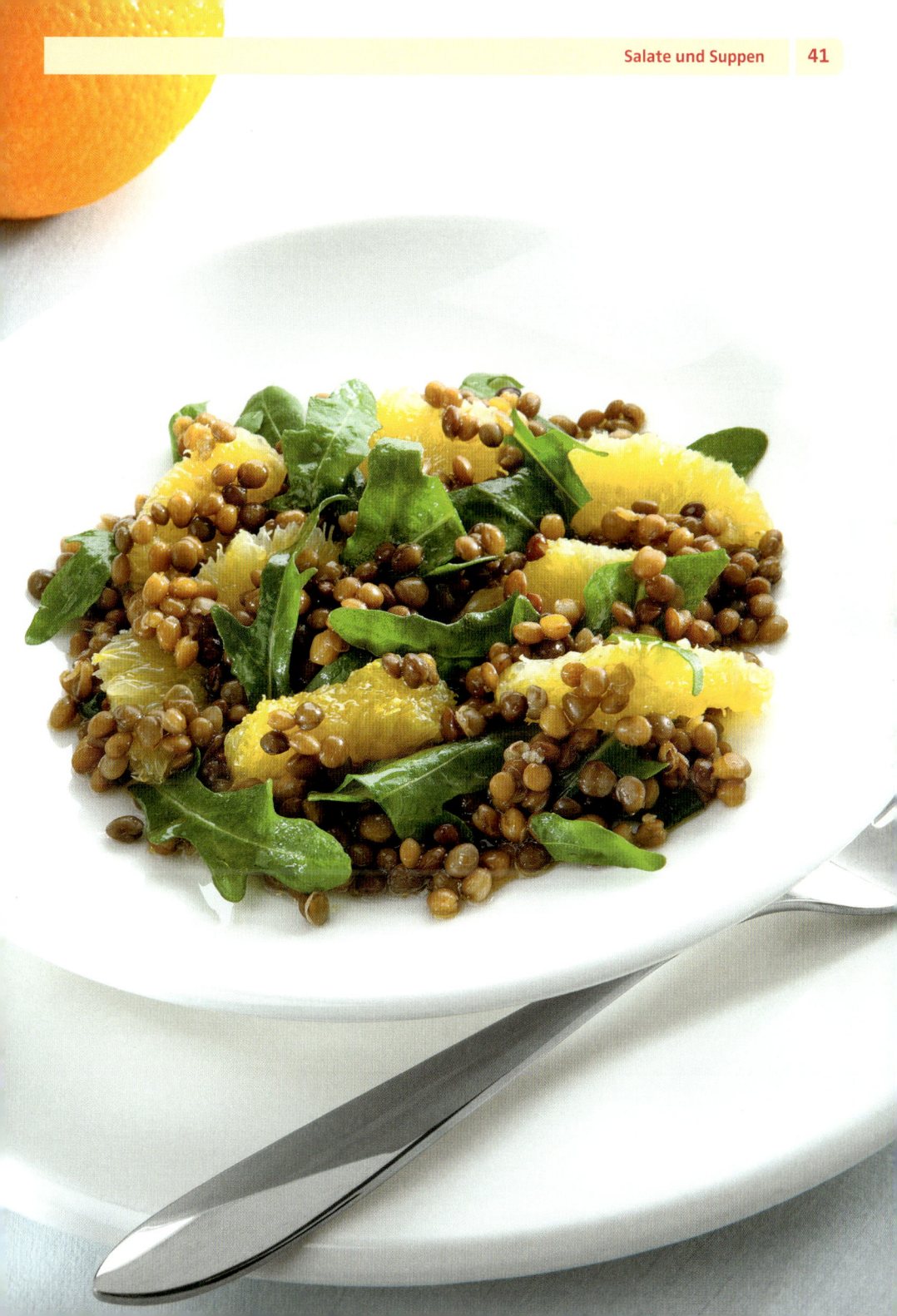

Knackiger Rohkostsalat mit Knoblauchdressing

Eine Portion enthält:
3 g E, 5 g F, 8 g KH = 96 kcal (404 kJ)
4 g Ballaststoffe, 0,5 BE

Zutaten für 4 Portionen

250 g Möhren

1 Kohlrabi

½ kleiner Blumenkohl

1 dünne Stange Porree

1 kleiner Kopf Römersalat

2 EL Weißweinessig

3–4 EL Gemüsebrühe

Salz

Pfeffer

1–2 Knoblauchzehen

2 EL Olivenöl

1 Bund Petersilie

Zubereitung

1 Das Gemüse waschen, putzen und abtropfen lassen. Möhren und Kohlrabi grob raspeln, Blumenkohl in ganz kleine Röschen schneiden, vom Porree nur die weißen und hellgrünen Teile in feine Ringe schneiden. Den Salat in dünne Streifen schneiden.

2 Essig und Brühe verrühren, mit Salz, Pfeffer und dem zerdrückten Knoblauch würzen. Das Öl unterschlagen.

3 Gemüse und Dressing in einer Schüssel mischen und etwa 30 Minuten durchziehen lassen. Kurz vor dem Servieren die Petersilie hacken und unter den Salat heben.

TIPP

Wer aus Zeitgründen hin und wieder ein fertiges Salatdressing in der Flasche kauft, kann leicht an eine echte Kalorienbombe geraten. Wird jedoch auf dem Etikett damit geworben, dass es sich um eine fettarme Salatsauce handelt, muss der Hersteller Fettgehalt und Kalorienmenge auf der Packung genau angeben. Praktisch sind Trockendressings. Hier können Sie beim Anrühren Menge und Sorte des Öls selbst bestimmen.

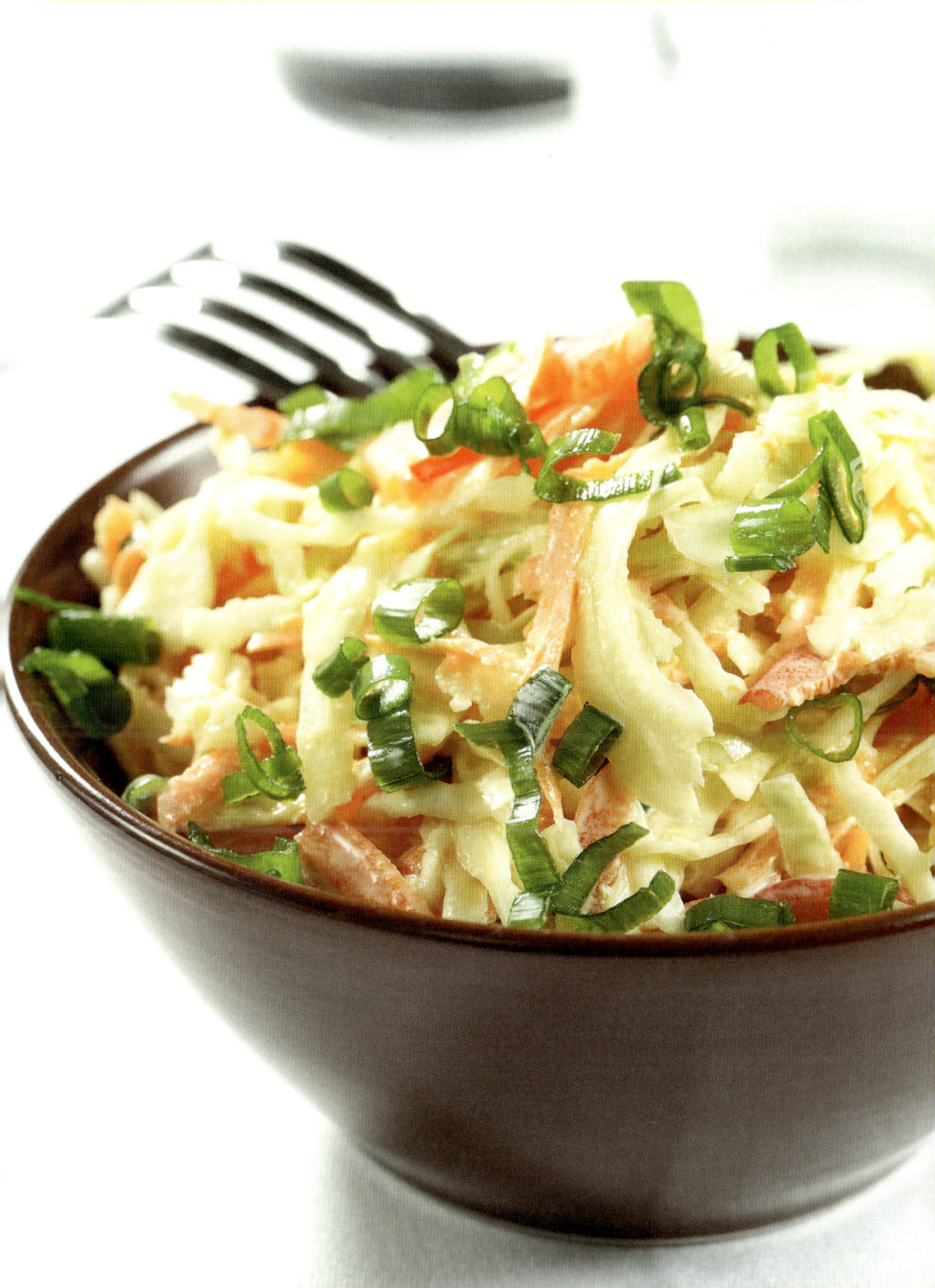

Klare Salatsauce

Eine Portion (bei 8 Portionen) enthält:
0 g E, 0 g F, 3 g KH = 16 kcal (69 kJ)
0 g Ballaststoffe, 0 BE

Zutaten für 6–8 Portionen

2 rote Zwiebeln

2 TL Stärke

400 ml Gemüsebrühe

Saft und abgeriebene Schale
von 1 unbehandelten Zitrone

Salz

Pfeffer

1 EL mittelscharfer Senf

flüssiger Süßstoff

Zubereitung

1 Zwiebeln schälen und fein würfeln. Stärke mit wenig kaltem Wasser glatt rühren.

2 Gemüsebrühe mit Zwiebelwürfeln einmal aufkochen, die Stärke einrühren und noch einmal aufkochen lassen. Abkühlen lassen.

3 Die Salatsauce mit Zitronensaft und -schale, Salz, Pfeffer, Senf und einigen Tropfen Süßstoff abschmecken. In ein Schraubglas füllen. Im Kühlschrank aufbewahrt bleibt sie etwa 1 Woche frisch.

4 Vor dem Verwenden im Schraubglas noch einmal aufschütteln.

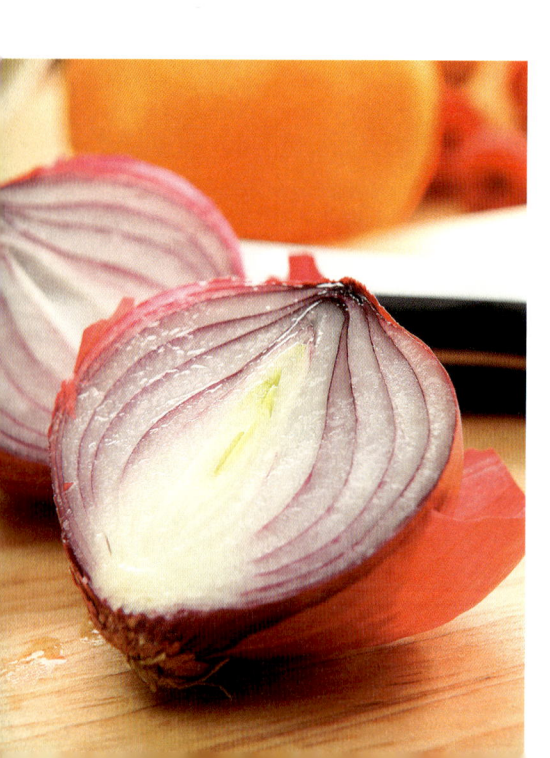

TIPPS

Diese Salatsauce ist ideal für alle, die abnehmen wollen, denn sie enthält superwenig Fett – mit einem üblichen Dressing hätte man dagegen 5 bis 10 g Fett pro Portion zusätzlich auf dem Salatteller. Wer keine großen Figursorgen hat, schlägt 3 bis 4 EL Oliven-, Raps- oder Walnussöl unter die Mischung. Zerdrückten Knoblauch, gehackte Kräuter oder fein gehackte, getrocknete Tomaten gibt man besser erst kurz vor der Verwendung dazu: Mit diesen Zutaten hält sich die Sauce nicht so lange, man muss sie innerhalb von 2 bis 3 Tagen verbrauchen.

Joghurt-Dressing

Eine Portion (bei 4 Portionen) enthält:
1 g E, 0 g F, 1 g KH = 10 kcal (44 kJ)
0 g Ballaststoffe, 0 BE

Zutaten für 3–4 Portionen

1 Becher fettarmer Naturjoghurt (150 g)

100 ml Gemüsebrühe oder -fond

½ Bund Schnittlauch

1 TL Kapern

Salz

Pfeffer

1–2 EL Zitronensaft

Zubereitung

1 Joghurt mit Brühe, Schnittlauchröllchen und gehackten Kapern glatt rühren.

2 Das Dressing mit Salz, Pfeffer und Zitronensaft abschmecken und in einem Schraubglas im Kühlschrank aufbewahren, sie hält etwa 2 bis 3 Tage. Vor jedem Benutzen einmal gut aufschütteln.

TIPPS

Steht eine fertig gerührte Salatsauce im Kühlschrank, ist ein Salatteller schnell gemacht. Für ganz Eilige: Geschnittene Blatt- oder Rohkostsalate aus der Gemüseabteilung im Supermarkt verwenden.
Zur Abwechslung können Sie die Salatsauce auch mit grünen Pfeffer und fein geschnittenem Rucola würzen, sie mit Currypulver und frischem Ingwer abschmecken, Kresse und rote Zwiebeln zufügen oder mit Knoblauch und Mittelmeerkräutern abwandeln.

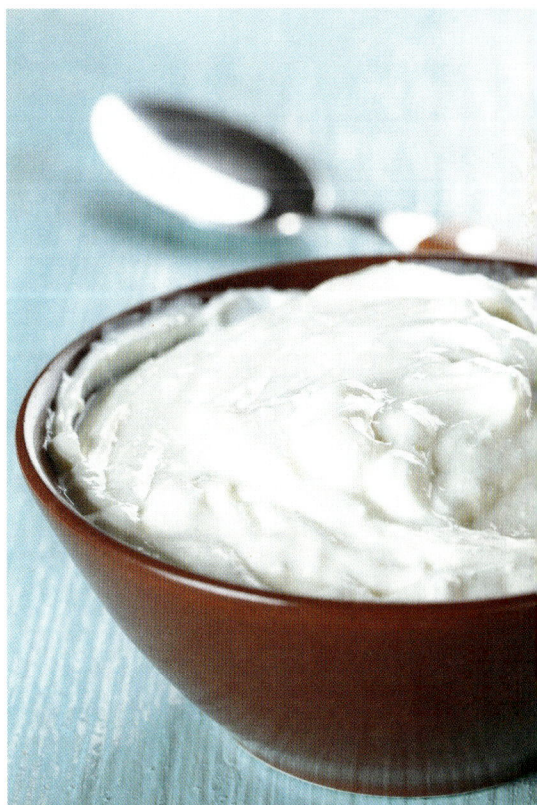

Fleischbrühe

¼ Liter Brühe enthält:
1 g E, 0 g F, 0 g KH, 7 kcal (30 kJ)
0 g Ballaststoffe, 0 BE

Zutaten für 2,5 l Brühe

2 Zwiebeln

1 Bund Suppengrün

750 g Rindfleisch zum Kochen (z. B. Bein, Brust)

einige Petersilienstängel (die Blättchen anderweitig verwenden)

1 Lorbeerblatt

10 Pfefferkörner

Salz nach Bedarf

Zubereitung

1 Die Zwiebel halbieren, das Gemüse putzen und grob würfeln. Fleisch, Gemüse, Zwiebelhälften, Petersilienstängel und Gewürze mit 3 l kaltem Wasser in einem großen Topf zum Kochen bringen. Ohne Deckel etwa 2 bis 3 Stunden ganz leicht köcheln.

2 Die Brühe durch ein Sieb gießen und entfetten. Dafür die Brühe entweder mit einem Fettabscheidekännchen in einen anderen Topf gießen, oder die Brühe ganz erkalten lassen und die erhärtete Fettschicht abheben.

TIPPS

Instantbrühe besteht zum größten Teil aus Salz. Diabetiker, die unter Bluthochdruck leiden, profitieren deshalb von einer selbstgekochten, sparsam gesalzenen Brühe. Wer auf den Geschmack gekommen ist, kann für die abwechslungsreiche Küche auch Hühner-, Fisch- und Gemüsebrühe zubereiten und portionsweise einfrieren.

Frühlingssuppe

Eine Portion enthält:
4 g E, 1 g F, 9 g KH = 65 kcal (272 kJ)
4 g Ballaststoffe, 0,5 BE

Zutaten für 4 Portionen

2 Möhren

½ Kohlrabi

1 dünne Stange Porree

½ Bund Petersilie

1 l Gemüse-, Geflügel- oder Fleischbrühe

150 g Erbsen (TK)

Salz

Pfeffer

geriebene Muskatnuss

Zubereitung

1 Möhren und Kohlrabi putzen und in 1 cm große Würfel schneiden. Porree putzen, waschen und in dünne Ringe schneiden. Petersilie waschen und trocken schütteln.

2 Brühe mit Möhren- und Kohlrabiwürfeln aufkochen und zugedeckt bei milder Hitze 5 bis 8 Minuten garen. Erbsen und Porree zugeben und 3 bis 5 Minuten weitergaren.

3 Die Suppe eventuell mit wenig Salz, Pfeffer und Muskatnuss abschmecken und mit der Petersilie bestreut servieren.

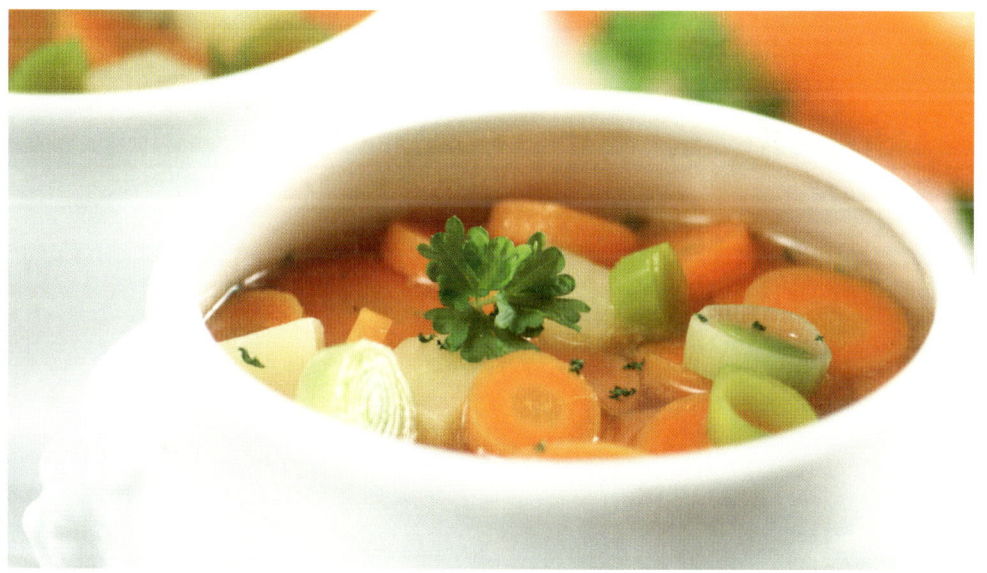

Tomatensuppe mit Champignons

Eine Portion enthält:
5 g E, 10 g F, 9 g KH = 160 kcal (670 kJ)
5 g Ballaststoffe, 0 BE

Zutaten für 2 Portionen

1 Knoblauchzehe

1 Zwiebel

500 g vollreife Tomaten

150 g Champignons

2 EL Olivenöl

1 EL Tomatenmark

¼ l Gemüsebrühe oder -fond

1 Lorbeerblatt

Salz

Pfeffer

flüssiger Süßstoff

2 Stiele Basilikum

TIPP

Für leckere und kalorienfreundliche Croûtons einfach Vollkorntoast auf kleiner Stufe zweimal toasten, die Scheiben mit einer halbierten Knoblauchzehe abreiben. Das Toastbrot in kleine Würfel schneiden und als sättigende Einlage zu dieser oder anderen Suppen servieren.

Zubereitung

1 Knoblauchzehe und Zwiebel schälen und würfeln. Die Tomaten waschen, den Stielansatz herausschneiden und das Fruchtfleisch grob würfeln. Champignons putzen, den Stielansatz abschneiden und die Pilze in dünne Scheiben schneiden.

2 1 EL Olivenöl in einem Topf erhitzen, Zwiebeln und Knoblauch darin glasig dünsten. Tomatenmark, Tomaten, Gemüsebrühe und Lorbeerblatt zugeben und 15 Minuten offen garen.

3 Die Champignons in einer beschichteten Pfanne in dem restlichen Olivenöl von allen Seiten braun braten. Mit wenig Salz und Pfeffer würzen.

4 Das Lorbeerblatt entfernen und die Suppe mit einem Schneidstab fein pürieren. Mit Salz, Pfeffer und wenig Süßstoff abschmecken, mit Champignons und grob gezupften Basilikumblättchen servieren.

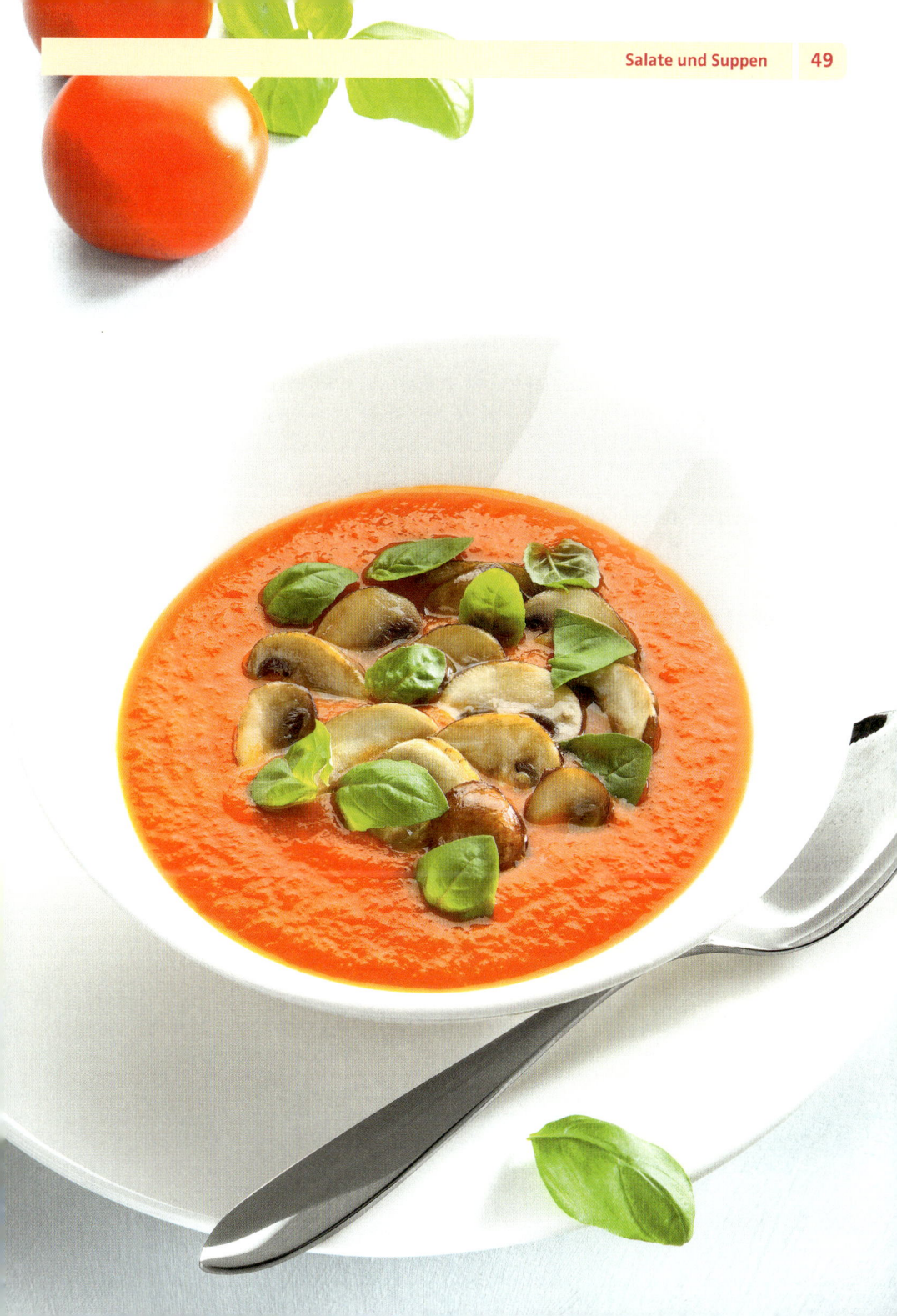

Brokkolicremesuppe

Eine Portion enthält:
7 g E, 5 g F, 12 g KH = 125 kcal (527 kJ)
4 g Ballaststoffe, 0,5 BE

Zutaten für 2 Portionen

300 g Brokkoli

1 mittelgroße Kartoffel

1 Zwiebel

½ l Gemüsebrühe oder -fond

Salz

Pfeffer

Muskatnuss

2–3 TL Zitronensaft

2 TL saure Sahne

2 TL Sonnenblumenkerne

Zubereitung

1 Brokkoli putzen und in Röschen teilen. Den Brokkolistiel schälen und würfeln. Kartoffel und Zwiebel schälen und ebenfalls in Würfel schneiden. Die Gemüsestücke mit der Brühe in einen Topf geben und etwa 20 Minuten garen.

2 Die Suppe im Mixer oder mit dem Schneidstab pürieren und mit Salz, Pfeffer, Muskat und Zitronensaft abschmecken. Die Suppe auf zwei Teller verteilen und mit je einem Klecks saurer Sahne und den Sonnenblumenkernen servieren.

TIPP

Zum Abwandeln können Sie auch andere Gemüsesorten wie etwa Blumenkohl, Kohlrabi, Kürbis, Möhren, Paprika oder Sellerie verwenden. Die Garzeit bleibt gleich, die Flüssigkeitsmenge kann variieren.

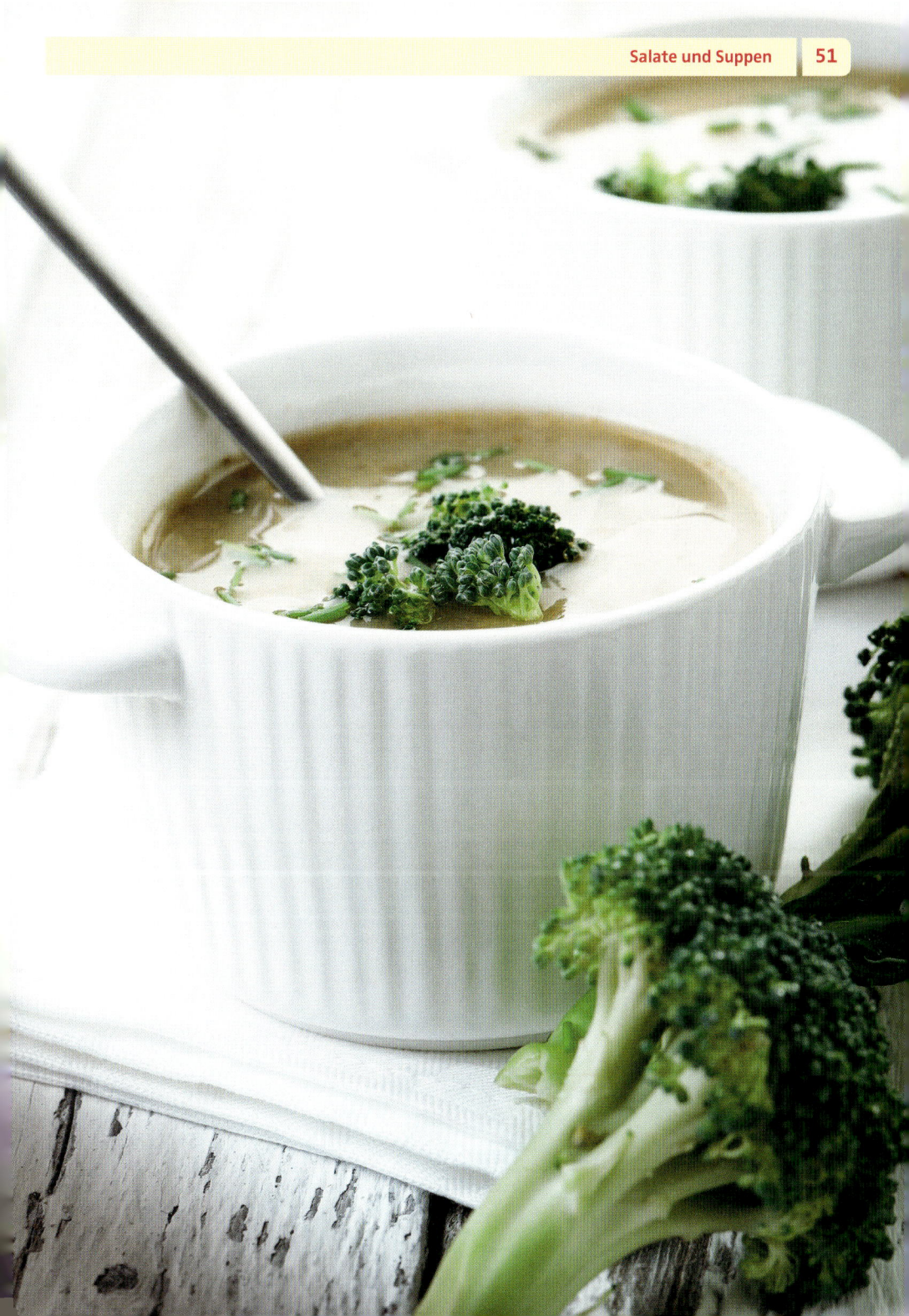

Frische Erbsensuppe

Eine Portion enthält:
7 g E, 6 g F, 14 g KH = 146 kcal (613 kJ)
6 g Ballaststoffe, 1 BE

Zutaten für 4 Portionen

2 Zwiebeln

1 EL Rapsöl

400 g tiefgefrorene Erbsen

400 ml Geflügel- oder Gemüsebrühe

Salz

Pfeffer

1–2 EL Zitronensaft

4 TL Kürbiskernöl

4 Stiele Basilikum

Zubereitung

1 Die Zwiebeln schälen und fein würfeln. Das Öl in einem Topf erhitzen und die Zwiebeln darin glasig dünsten. Erbsen und Brühe zugeben und 10 Minuten zugedeckt garen.

2 Einige Erbsen mit einer Schaumkelle herausheben und den Rest der Suppe mit dem Schneidstab pürieren. Die Suppe mit Salz, Pfeffer und Zitronensaft abschmecken. Sollte die Suppe zu dickflüssig sein, geben Sie noch etwas Brühe dazu. Die beiseite gestellten Erbsen wieder zur Suppe geben und erhitzen.

3 Das Basilikum waschen, trocken schütteln und die Blättchen in Streifen schneiden. Die Erbsensuppe auffüllen, jeden Teller mit einem Teelöffel Kürbiskernöl beträufeln und mit Basilikum bestreut servieren.

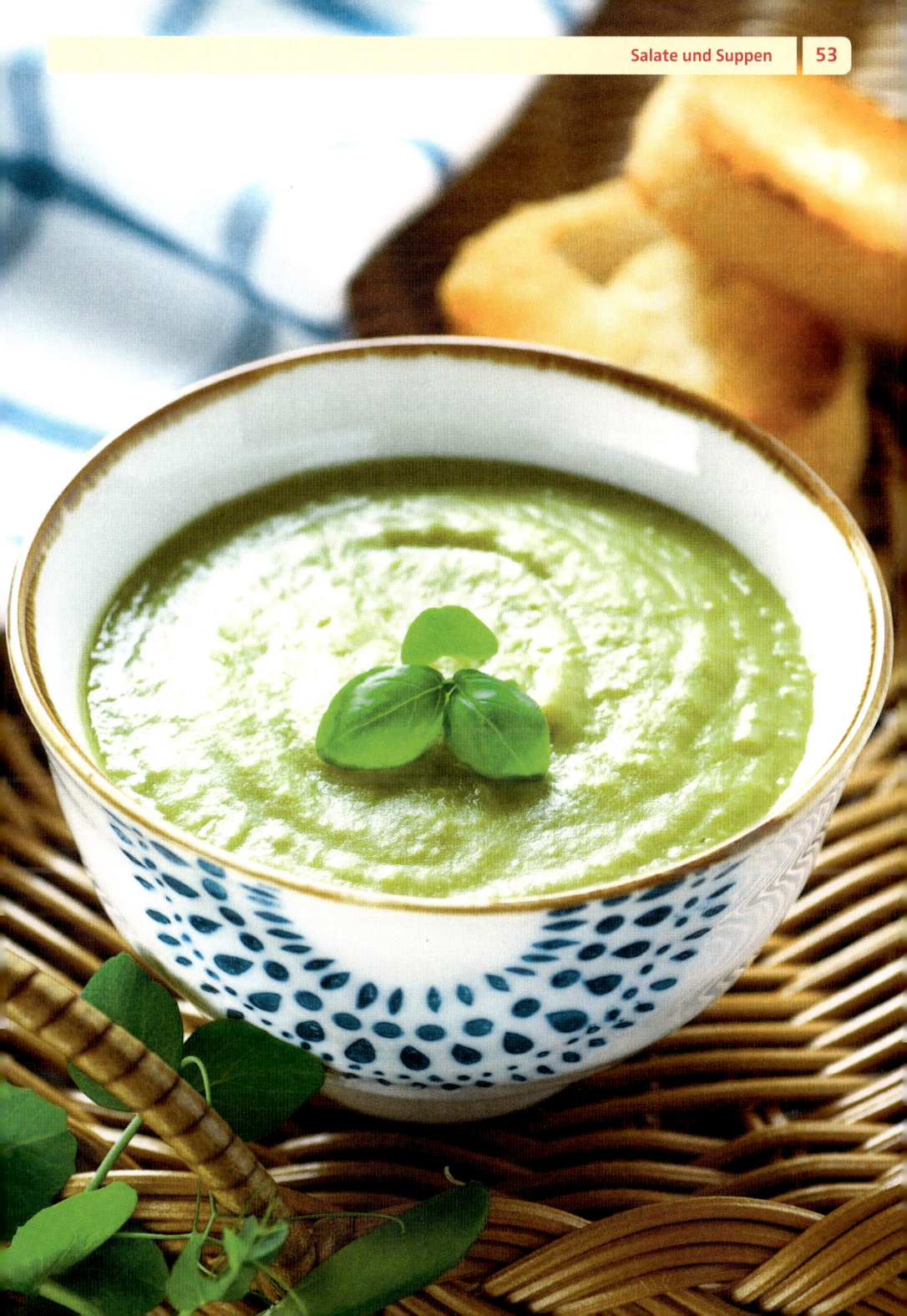

Kalte Gemüsesuppe (Gazpacho)

Eine Portion enthält:
5 g E, 6 g F, 22 g KH = 176 kcal (734 kJ)
4 g Ballaststoffe, 1 BE

Zutaten für 4 Portionen

4 Scheiben Vollkorn-Toastbrot (oder 100 g Weizenbrot

1 rote Paprikaschote

1 Zwiebel

1 Knoblauchzehe

1 kleine Gurke (400 g)

250 g Tomaten

1 großes Bund Petersilie

2 EL Weinessig

2 EL Olivenöl

750 ml Tomatensaft

Salz

Pfeffer

Zubereitung

1 Die Kruste vom Brot abschneiden, die Krume etwas zerkleinern und für etwa 5 Minuten in wenig Wasser einweichen. Das Brot ausdrücken.

2 Paprika putzen, Zwiebel und Knoblauchzehe schälen und fein würfeln. Paprika, Gurke und Tomaten putzen und grob zerteilen. Petersilie waschen und trocken schütteln. Gemüse, Petersilie, Zwiebeln und Knoblauch im Mixer oder mit dem Pürierstab fein zerkleinern.

3 Essig, Öl, Tomatensaft und Brot zugeben und noch einmal aufmixen. Mit Salz und Pfeffer abschmecken und bis zum Servieren im Kühlschrank aufbewahren.

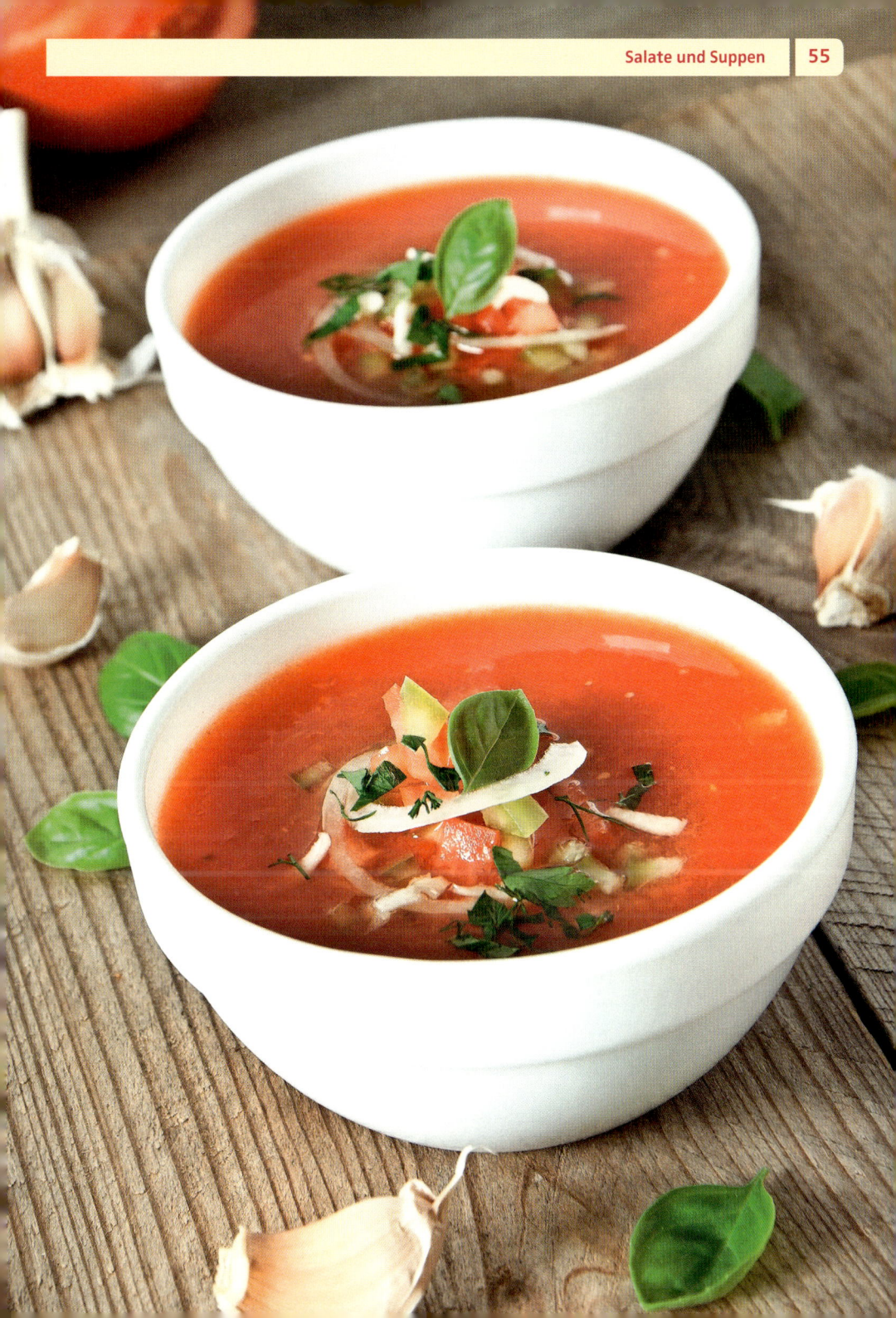

Zwiebelsuppe

Eine Portion enthält:
3 g E, 5 g F, 10 g KH = 114 kcal (480 kJ)
2 g Ballaststoffe, 0 BE

Zutaten für 4 Portionen

600 g Zwiebeln

1 Knoblauchzehe

2 EL Rapsöl

2 TL Mehl

100 ml trockener Weißwein

1 l Fleischbrühe oder -fond

1–2 EL Weißweinessig

2 EL trockener Wermut

Salz

Pfeffer

Zubereitung

1 Die Zwiebeln schälen und in Ringe schneiden. Knoblauchzehe abziehen und fein hacken.

2 Das Öl in einem beschichteten Topf erhitzen, die Zwiebelringe 5 Minuten glasig dünsten. Das Mehl über die Zwiebeln streuen und etwa 1 Minute anrösten. Knoblauch, Weißwein und Brühe zugeben und aufkochen.

3 Die Suppe zugedeckt 15 Minuten leise kochen. Mit Essig, Wermut, Salz und Pfeffer abschmecken und servieren.

TIPP

Größere Mengen Zwiebeln lassen sich ohne Tränen schälen, wenn man sie für eine Minute in kochendes Wasser gibt. Nach dem Abkühlen die Schale einritzen und die Zwiebeln herausdrücken.

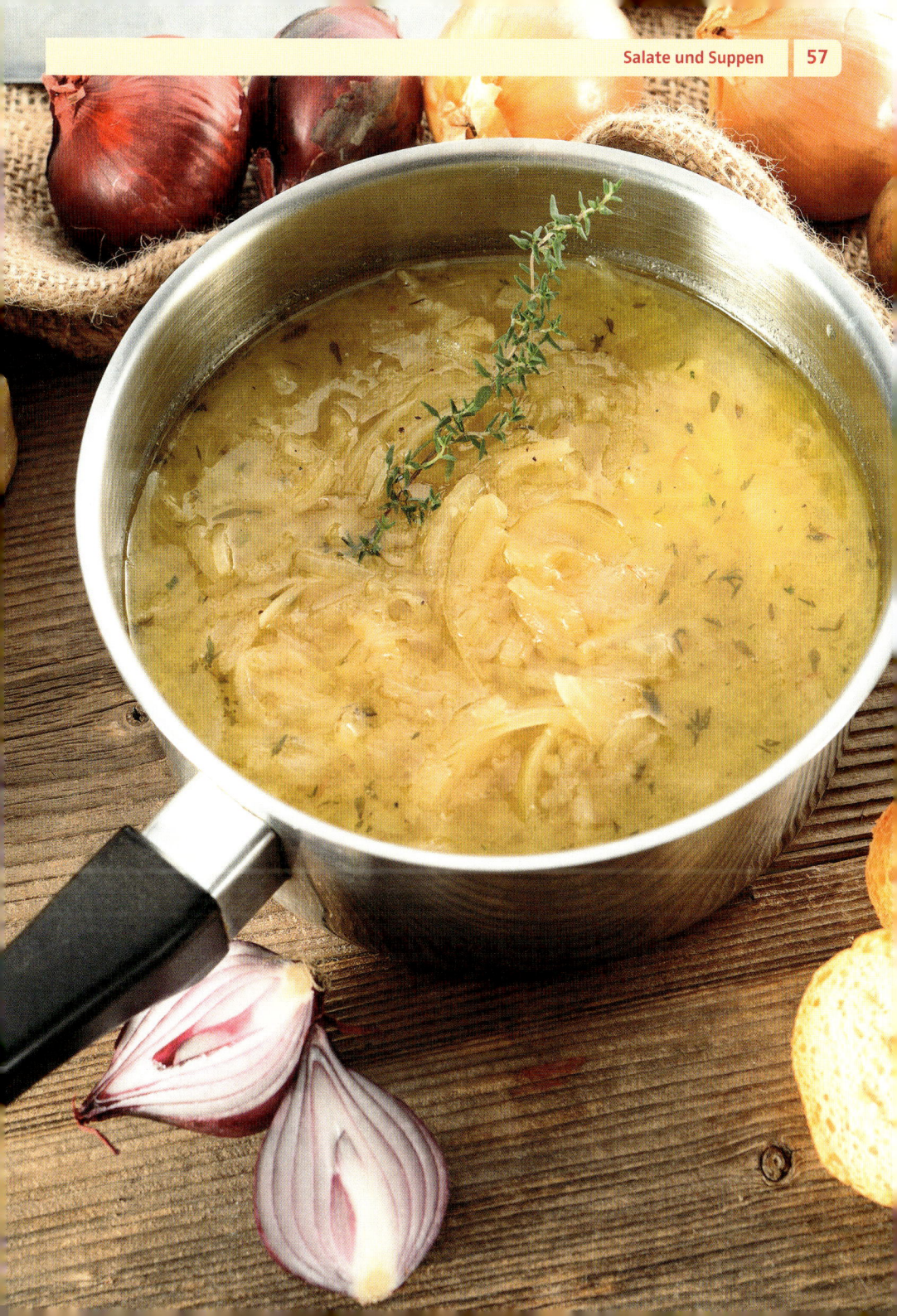

Kartoffelsuppe

Eine Portion enthält:
11 g E, 13 g F, 28 g KH = 285 kcal (1194 kJ)
3 g Ballaststoffe, 2 BE

Zutaten für 4 Portionen

600 g Kartoffeln (am besten eine mehlig
kochende Sorte)

1 Apfel

150 g Zwiebeln

1,2 l Fleisch- oder Gemüsebrühe

1 Lorbeerblatt

Salz

Pfeffer

1 kleiner Kopf Radicchiosalat (125 g)

1 EL Rapsöl

150 g geräucherte Pfeffermakrele

Zubereitung

1 Kartoffeln, Apfel und Zwiebel schälen und würfeln. Zusammen mit der Brühe und den Lorbeerblättern 20 Minuten bei mittlerer Hitze zugedeckt kochen. Das Lorbeerblatt herausnehmen und die Suppe im Mixer oder mit dem Schneidstab pürieren. Mit Salz und Pfeffer abschmecken.

2 In der Zwischenzeit Radicchio putzen und in Streifen schneiden. Öl in einer Pfanne erhitzen und den Radicchio darin 2 bis 3 Minuten braten.

3 Die Pfeffermakrele in Streifen schneiden und mit dem Radicchio auf vier Suppenteller verteilen. Mit der heißen Suppe auffüllen und sofort servieren.

TIPP

Die kräftige Kartoffelsuppe wärmt von innen. Variieren Sie das Rezept, indem Sie statt der Pfeffermakrele auch einmal Krabben oder Räucherlachsstreifen als Einlage servieren. Auch lecker: Streifen von Kasseler, geräucherter Putenbrust oder Kochschinken. Vegetarier streuen etwas gewürfelten Nuss- oder Räuchertofu auf die Suppe.

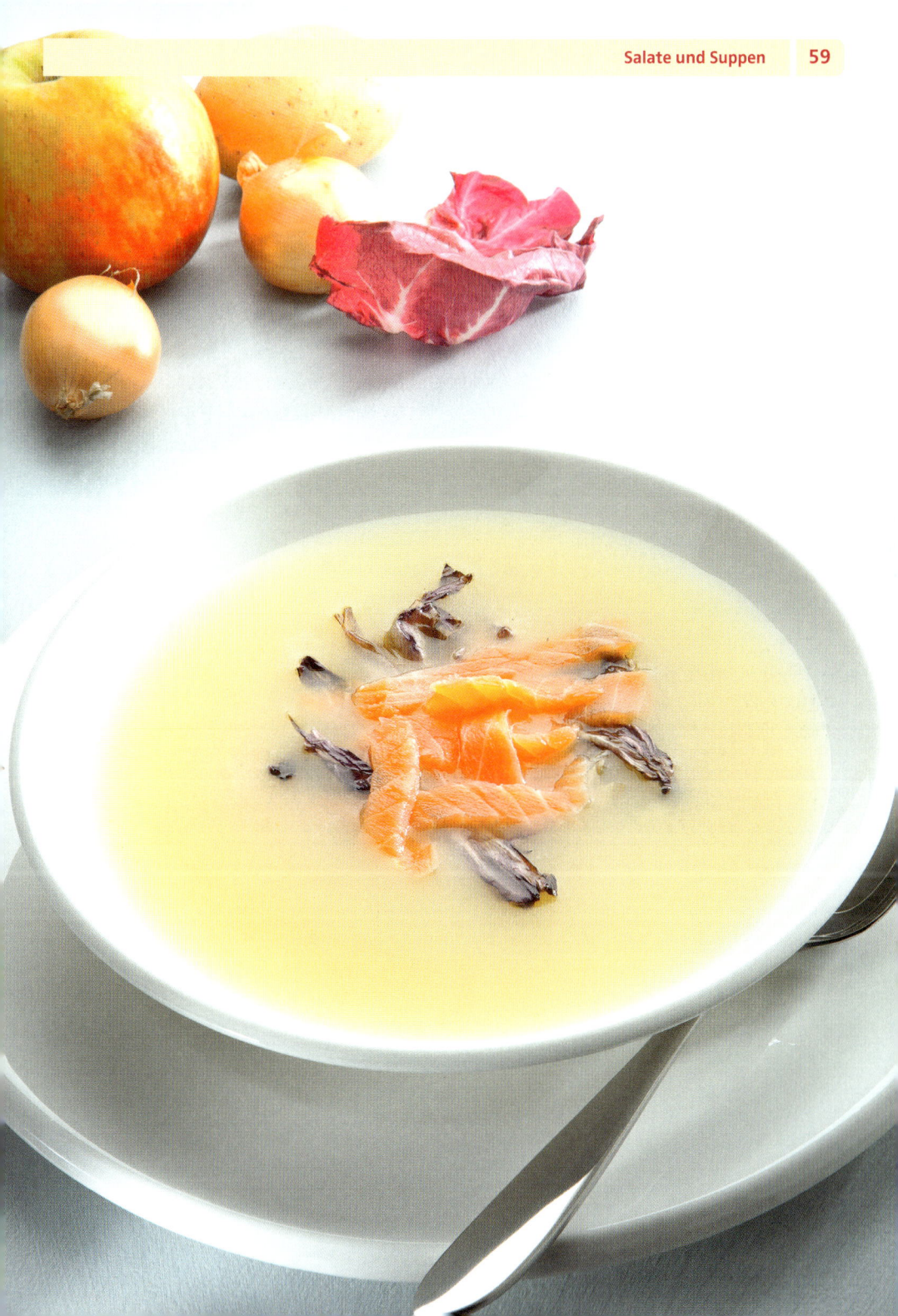

Linseneintopf

Eine Portion enthält:
19 g E, 6 g F, 35 g KH = 289 kcal (1210 kJ)
16 g Ballaststoffe, 2,5 BE

Zutaten für 4 Portionen

300 g braune Linsen

200 g Knollensellerie

2 Zwiebeln

1 Knoblauchzehe

1 kleine Chilischote

2 EL Rapsöl

2 Dosen Tomatenstücke (à 400 g)

¼ l Fleisch- oder Gemüsebrühe

½ TL getrockneter Thymian

Salz

Pfeffer

Zubereitung

1   Linsen 2 Stunden in kaltem Wasser einweichen. Auf einem Sieb abgießen. In reichlich Wasser ohne Salz knapp gar kochen, das dauert je nach Sorte 10 bis 30 Minuten. Auf einem Sieb abtropfen lassen.

2   Sellerie schälen und in der Küchenmaschine raspeln. Zwiebeln und Knoblauch schälen und würfeln. Die Chilischote der Länge nach aufschneiden, die Kerne entfernen und die Schote fein hacken.

3   Das Öl in einem Topf erhitzen. Gewürfelte Zwiebeln, Knoblauch, Chili und geraspelten Sellerie 5 Minuten bei kleiner Hitze dünsten. Linsen, Tomaten mit der Flüssigkeit, Brühe und fein zerriebenen Thymian zufügen. 15 Minuten bei kleiner Hitze garen. Ist der Eintopf ein wenig zu dickflüssig geraten, etwas Brühe dazu gießen. Mit wenig Salz und reichlich Pfeffer abschmecken.

4   Die Petersilie waschen, trocken schütteln und fein gehackt über den Linseneintopf streuen.

> **TIPP**
>
> Wer nicht gern scharf isst, lässt den Chili weg und würzt stattdessen mit einem Schuss guten Essig wie etwa Aceto balsamico oder Sherryessig.

Erbsensuppe mit Schinken und Würstchen

Eine Portion enthält:
23 g E, 5 g F, 40 g KH = 309 kcal (1293 kJ)
11 g Ballaststoffe, 3 BE

Zutaten für 4 Portionen

200 g getrocknete Erbsen, ungeschält

2 l Fleisch- oder Gemüsebrühe

1 Bund Suppengrün

500 g Kartoffeln

2 kleine Geflügelwürstchen (à 50 g)

80 g magere Schinkenwürfel

Salz

Pfeffer

1–2 TL frische Majoranblättchen (oder
½–1 TL getrockneter Majoran)

Zubereitung

1 Erbsen am Vorabend in 1 l kaltem Wasser einweichen.

2 Am nächsten Tag das Einweichwasser weggießen und die Erbsen mit der Brühe in einem Topf aufkochen und bei kleiner Hitze und geschlossenem Deckel etwa 70 bis 80 Minuten köcheln lassen.

3 Suppengrün putzen und würfeln, die Kartoffeln schälen und ebenfalls würfeln. Gemüse und Kartoffeln in die Suppe geben und weitere 20 Minuten kochen.

4 Sind die Erbsen gar, die Hälfte der Suppe im Mixer oder mit dem Schneidstab pürieren. Zurück in den Topf geben. Die Würstchen in Scheiben schneiden, zusammen mit den Schinkenwürfeln zur Suppe geben und einmal aufkochen. Die Suppe mit Salz, Pfeffer und Majoran abschmecken.

TIPP

Es macht kaum mehr Mühe, gleich eine doppelte Portion Erbsensuppe zu kochen und einen Teil für den Vorrat einzufrieren. Nennenswerte Nährstoffverluste gibt es dabei nicht und Sie haben eine schnelle, vollwertige Mahlzeit parat.

FLEISCH UND GEFLÜGEL

Schweinebraten

Eine Portion enthält:
43 g E, 15 g F, 0 g KH = 310 kcal (1300 kJ)
0 g Ballaststoffe, 0 B

Zutaten für 4 Portionen

800 g Schweinerücken ohne Knochen
(Schweinelachs)

Salz

Pfeffer

2 EL Rapsöl

Zubereitung

1 Den Backofen mit dem Backblech auf 80 °C vorheizen.

2 Das Fleisch rundherum mit Salz und Pfeffer würzen. Das Öl in einer Pfanne erhitzen und den Braten rundherum etwa 6 bis 8 Minuten anbraten. Das Fleisch erst wenden, wenn sich auf der Unterseite eine braune Kruste gebildet hat.

3 Den Braten auf das vorgewärmte Backblech geben und 3 Stunden im Ofen garen.

TIPP

Bei der niedrigen Temperatur von nur 80 °C gelingen auch sehr magere Fleischstücke ausgesprochen zart und saftig.

Wichtig für Diabetiker:
Fleisch im Wechsel mit vegetarischen Gerichten essen.

Einkaufstipps:
Vorsicht, wenn das Fleisch blass aussieht und bereits in der Theke in seinem eigenen Saft schwimmt. Auch verpacktes Fleisch sollte ohne Flüssigkeit in der Packung liegen.

Beim Braten oder Grillen von Koteletts und Schnitzeln, das Fleisch nicht zu dunkel werden lassen, weil unbekömmliche Stoffe entstehen können. Vor allem von Schweinen, die im Freiland gehalten werden, kein Fleisch unter der Hand beim Bauern kaufen. Nur die offizielle Fleischbeschau im Schlachthof schützt vor Parasiten, die auf den Menschen übergehen. Aus diesem Grund Schweinefleisch auch nie roh oder rosa essen, sondern immer durch und durch gründlich erhitzen.

Rinderbraten mit Senfkruste

Eine Portion enthält:
35 g E, 13 g F, 3 g KH = 268 kcal (1124 kJ)
0,5 g Ballaststoffe, 0 BE

Zutaten für 6 Portionen

1 kg mageres Rindfleisch (Schulter, Bug)

Salz

Pfeffer

1 Bund Petersilie

2 EL frische Thymianblätter

2 EL frische Rosmarinnadeln

2 EL frische Oreganoblätter

3 EL mittelscharfer Senf

2 EL Rapsöl

4 Zwiebeln

150 ml Rinderbrühe oder -fond

Zubereitung

1 Den Backofen auf 175 °C vorheizen. Das Fleisch mit Salz und Pfeffer würzen.

2 Die Kräuter mit dem Senf im Blitzhacker oder mit dem Pürierstab fein zerkleinern. Die Mischung auf dem Fleischstück verteilen und rundherum glatt streichen.

3 Das Öl in einem Bräter verteilen. Den Braten hineinlegen und in den Ofen schieben. Ohne Deckel 30 Minuten braten. Die Zwiebeln schälen, in Spalten schneiden und mit dem Fond zum Braten geben. Eine weitere Stunde offen garen.

4 Den Bräter aus dem Ofen nehmen, das Bratenstück herausheben und mit Alufolie bedeckt 5 Minuten ruhen lassen. Erst dann in Scheiben schneiden und mit dem Fleischsaft servieren.

Rinderrouladen

Eine Portion enthält:
43 g E, 14 g F, 9 g KH = 348 kcal (1460 kJ)
2 g Ballaststoffe, 0,5 BE

Zutaten für 4 Portionen

4 Scheiben Rindsrouladen à 180 g

(aus der Keule)

Salz

Pfeffer

1 EL Senf

4 Zwiebeln

100 g Sauerkraut

40 g magerer Würfelschinken

2 EL Rapsöl

1 EL Tomatenmark

150 ml trockener Rotwein

400 ml Rinderfond oder -brühe

1 TL getrockneter Thymian

2 TL Mehl

100 g fettarmer Joghurt

Zubereitung

1 Die Fleischscheiben salzen, pfeffern und auf einer Seite mit Senf bestreichen.
2 Die Zwiebeln schälen. Eine Zwiebel in Streifen schneiden, den Rest würfeln. Zwiebelstreifen, Sauerkraut und die Schinkenwürfel auf den Rouladen verteilen. Die Fleischscheiben aufrollen, mit Küchenfaden oder Rouladenspangen fixieren.

3 Öl in einem großen Topf erhitzen. Die Rouladen darin rundherum kräftig braun anbraten, dabei immer wieder wenden, bis alle Seiten gut gebräunt sind. Herausnehmen.
4 Die Zwiebelwürfel in den Topf geben, kurz anbraten, dann das Tomatenmark zugeben. Kurz weiterbraten, einen Schuss Rotwein zugießen und verdampfen lassen, wieder etwas Wein zugießen und wieder einkochen lassen, bis der Wein aufgebraucht ist.
5 Den Rinderfond zugießen, aufkochen und die Rouladen zurück in den Topf geben. Thymian zufügen. Rouladen zugedeckt 1 Stunde bei kleiner Hitze schmoren. Ab und zu nachschauen, ob noch ausreichend Flüssigkeit im Topf ist und eventuell etwas heißes Wasser oder Brühe dazugießen.
6 Das gegarte Fleisch aus dem Bratenfond heben, das Küchengarn oder die Klammern abnehmen und das Fleisch auf eine vorgewärmte Platte legen. Mehl mit Joghurt glatt rühren, in den Bratenfond geben, aufkochen. Die Sauce mit Salz und Pfeffer abschmecken und zu den Rouladen servieren.

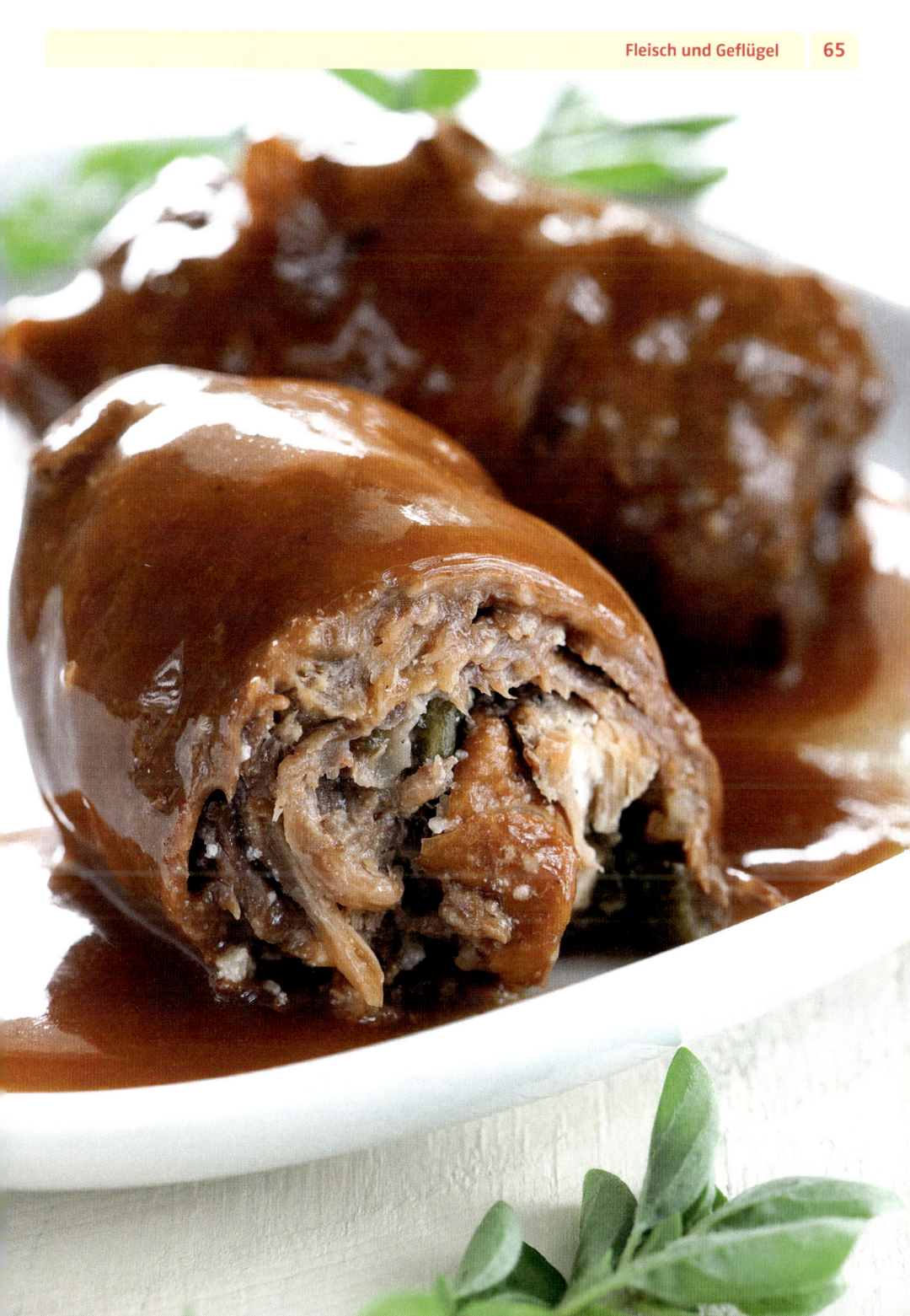

Schweine-Medaillons auf Ratatouille

Eine Portion enthält:
40 g E, 21 g F, 10 g KH = 400 kcal (1674 kJ)
5 g Ballaststoffe, 0,5 BE

Zutaten für 4 Portionen

1 Aubergine (250 g)

1 Zucchini (250 g)

2 Paprikaschoten

500 g Tomaten

2 Zwiebeln

2 Knoblauchzehen

2 Zweige Rosmarin oder 2 TL getrocknete Rosmarinnadeln

4 EL Olivenöl

Salz, Pfeffer

600 g Schweinefilet-Medaillons (etwa 8 Stück)

100 g saure Sahne

40 g geriebener Parmesan

Zubereitung

1 Für die Ratatouille Auberginen, Zucchini, Paprikaschoten und Tomaten putzen und in mundgerechte Stücke schneiden. Zwiebeln und Knoblauchzehen schälen, Zwiebeln in Spalten schneiden, Knoblauch hacken. Den Rosmarin grob zerzupfen.

2 Das Gemüse mit 2 EL Öl, Rosmarin, Salz und Pfeffer in einer Schüssel mischen und auf einem mit Backpapier belegten Backblech verteilen. Das Gemüse im vorgeheizten Backofen auf der mittleren Schiene 15 bis 20 Minuten bei 200 °C vorgaren.

3 Die Schweinefilets von beiden Seiten mit Salz und Pfeffer würzen und in einer Pfanne im restlichen Öl von jeder Seite 1 Minute bei hoher Hitze anbraten. Die Filets auf die Ratatouille legen.

4 Saure Sahne und Parmesan verrühren und auf den Fleischstücken verteilen. Fleisch und Gemüse weitere 10 bis 12 Minuten im Ofen garen. Eventuell in den letzten 3 bis 4 Minuten den Grill dazu schalten, damit die Parmesan-Haube appetitlich braun wird.

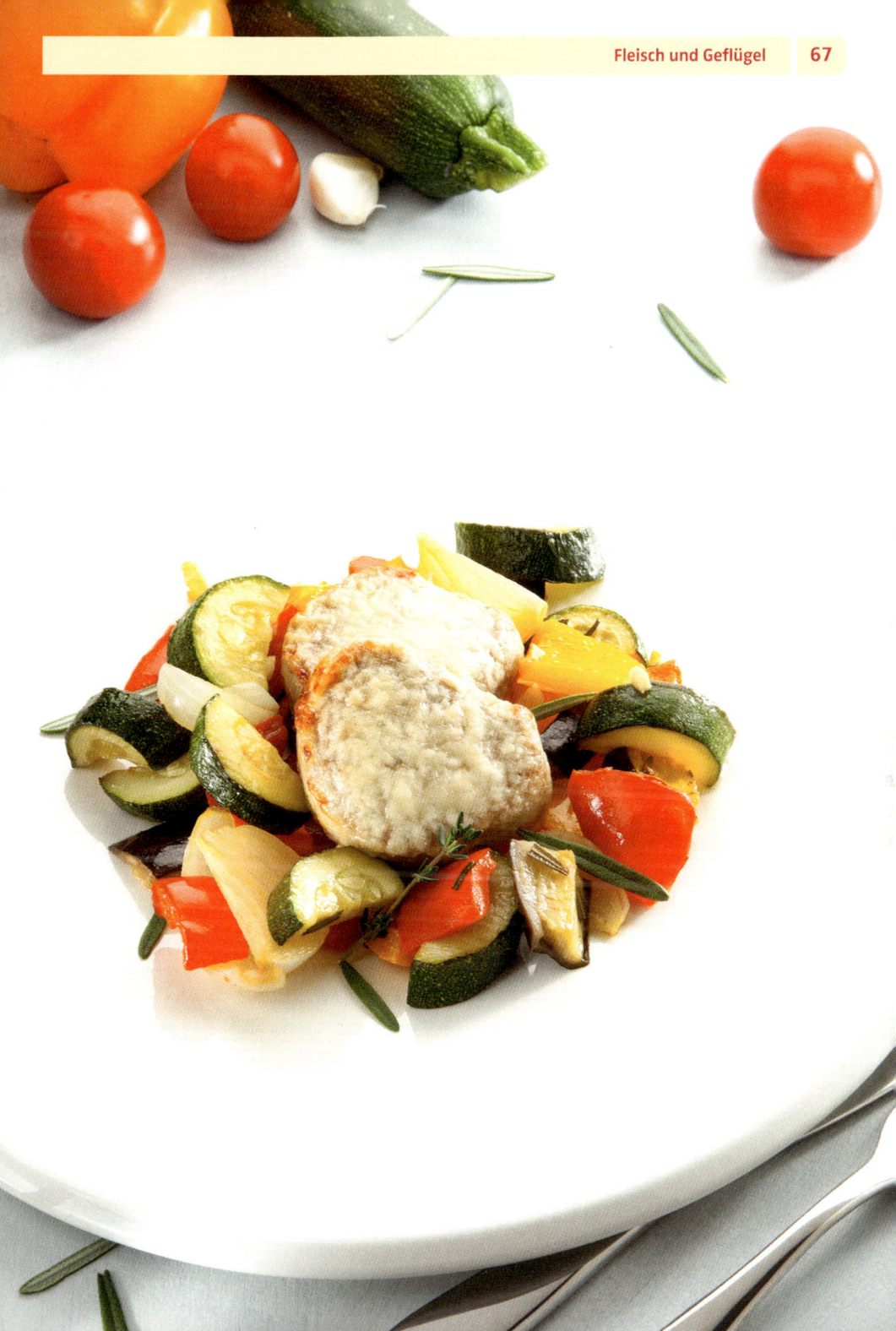

Kohlrouladen

Eine Portion enthält:
37 g E, 22 g F, 5 g KH = 375 kcal (1569 kJ)
2 g Ballaststoffe, 0 BE

Zutaten für 6 Portionen

1 großer Weißkohl

500 g gemischtes Hackfleisch

500 g Beafsteakhack (Tatar)

Salz, Pfeffer aus der Mühle

2 Eier

½ TL getrockneter Oregano

½ TL Kümmel, gemahlen

4 Zwiebeln

20 g Rapsöl

½ l Brühe

1–2 TL Speisestärke

Zubereitung

1 Unansehnliche Blätter vom Kohl entfernen. 12 weitere Blätter ablösen (Rest für ein anderes Essen verwenden), kalt abspülen und die dicke Mittelrippe herausschneiden. In kochendem Salzwasser 2 bis 3 Minuten garen. Kalt abspülen und mit Küchenpapier trocken tupfen.

2 Hackfleisch mit Salz, Pfeffer, Eiern und Oregano vermengen und zu sechs Buletten gleicher Größe formen.

3 Jeweils 2 Kohlblätter versetzt übereinander legen und die Buletten fest darin einwickeln. Dafür die Blattränder nach innen schlagen und aufwickeln. Mit Küchenfaden wie ein Päckchen verschnüren. Mit Salz und Pfeffer würzen.

4 Zwiebeln schälen und würfeln und in einem großen Topf oder Bräter, in den die Rouladen nebeneinander passen, im heißen Öl glasig dünsten.

5 Kohlrouladen, Kümmel und Brühe zugeben und im vorgeheizten Backofen bei 180 °C offen 45 Minuten garen, dabei immer wieder mit etwas Brühe übergießen.

6 Die Rouladen aus der Sauce heben und auf einer Platte im ausgeschalteten Backofen warmhalten.

7 Die Sauce auf dem Herd einige Minuten einkochen lassen und mit einem Schneidstab pürieren. Stärke in etwas kaltem Wasser verrühren und in die Sauce geben. Unter Rühren aufkochen und die Sauce eventuell mit Salz und Pfeffer abschmecken.

TIPP

Bei Kohlrouladen lohnt sich Vorkochen und Einfrieren besonders.

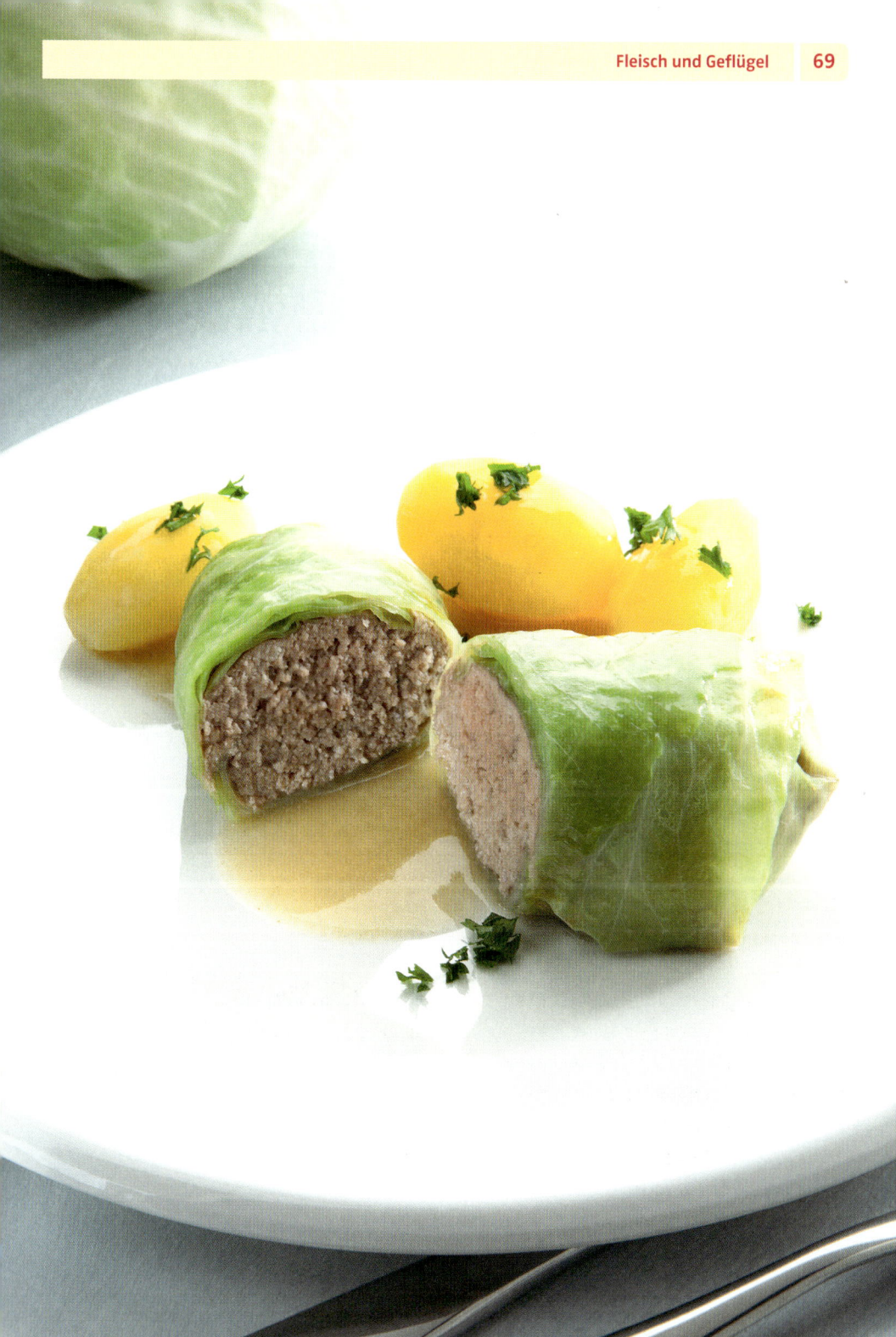

Frikadellen

Eine Frikadelle enthält:
15 g E, 10 g F, 4 g KH = 170 kcal (713 kJ)
0,5 g Ballaststoffe, 0,5 BE

Zutaten für 10 Frikadellen

2 Zwiebeln

500 g Rinderhackfleisch

250 g Buttermilch- oder Magerquark

1 Ei

50 g Haferflocken

1 EL Senf

1 Bund gehackte Petersilie

Salz, Pfeffer

2 EL Rapsöl

Zubereitung

1 Die Zwiebeln schälen und fein würfeln. Hackfleisch, Quark, Ei, Haferflocken, Senf, Petersilie und Zwiebelwürfel in eine Schüssel geben, 1 TL Salz und Pfeffer nach Geschmack zugeben und zu einer glatten Masse verarbeiten.

2 Mit feuchten Händen 10 Frikadellen formen und in einer großen Pfanne im heißen Öl bei mittlerer Hitze etwa 15 bis 20 Minuten braten, dabei mehrmals wenden, so dass eine knusprige Kruste entsteht.

TIPPS

Braten Sie die Frikadellen nicht bei zu hoher Temperatur, sonst gerät die Kruste schon dunkel, während das Innere noch roh ist.
Für die perfekt abgestimmte Würze: Stechen Sie mit einem Teelöffel ein kleines Hackklößchen ab und braten Sie es. So können Sie leicht testen, ob der Geschmack nach dem Garen stimmt.
Diese Hackfleischmischung können Sie auch als Füllung für Paprikaschoten, Zucchini oder Zwiebeln verwenden.

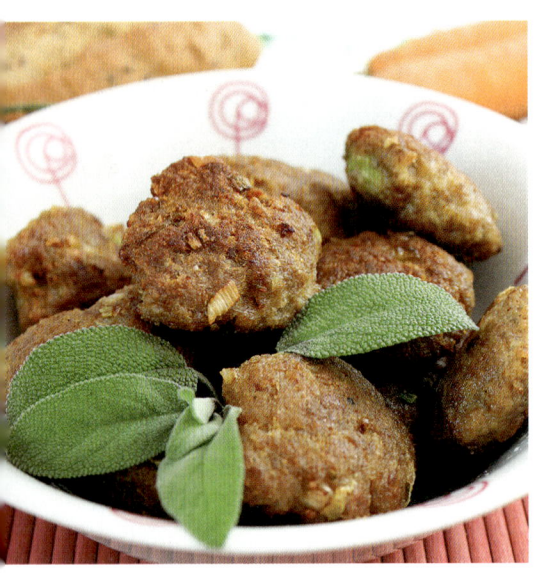

Leichter Hackbraten

Eine Portion enthält:
32 g E, 18 g F, 13 g KH = 350 kcal (1465 kJ)
2 g Ballaststoffe, 1 BE

Zutaten für 6 Portionen

2 Brötchen vom Vortag

1 Gemüsezwiebel (250 g)

1 Zucchini (200 g)

2 EL Rapsöl

400 g gemischtes Hackfleisch

350 g Beefsteakhack (Tatar)

2 EL Senf

1 Ei

100 g Buttermilch- oder Magerquark

Salz

Pfeffer

½ l Brühe

Zubereitung

1   Die Brötchen in kaltem Wasser einweichen. Zwiebel und Zucchini putzen, die Zwiebel fein würfeln, die Zucchini grob raspeln. 1 EL Öl in einer beschichteten Pfanne erhitzen und das Gemüse darin 5 Minuten dünsten. Eine ofenfeste Form mit dem restlichen Öl auspinseln.

2   Hackfleisch, die ausgedrückten Brötchen und das Gemüse in eine Schüssel füllen. Senf, Ei, und Quark dazugeben und mit Salz und Pfeffer würzen. Den Teig gut vermengen, eventuell abschmecken und mit den Händen zu einem länglichen Teig formen.

3   Den Hackbraten in die Form legen und die Brühe dazugeben. Im vorgeheizten Backofen bei 180 °C etwa 1 Stunde garen.

> **TIPP**
>
> Den Hackbraten in Scheiben einfrieren. So taut er schnell auf, wenn Sie es eilig haben. Die getauten Scheiben in einer beschichteten Pfanne mit wenig Öl aufbraten oder in einer Sauce langsam erhitzen.

Chili con Carne

Eine Portion enthält:
31 g E, 15 g F, 26 g KH = 370 kcal (1554 kJ)
10 g Ballaststoffe, 1,5 BE

Zutaten für 4 Portionen

1 Gemüsezwiebel (250 g)

2 Knoblauchzehen

2 Paprikaschoten (z. B. grün und orange)

1 Chilischote

1 Dose Kidneybohnen (250 g Abtropfgewicht)

1 Dose Maiskörner (285 g Abtropfgewicht)

2 EL Olivenöl

200 g Beefsteakhack

200 g Rinderhackfleisch

Salz

Cayennepfeffer

Paprikapulver

200–400 ml Brühe

1 Dose Tomatenstücke (400 g)

Zubereitung

1 Zwiebel und Knoblauch schälen, beides würfeln. Paprikaschote halbieren, entkernen und in mundgerechte Stücke schneiden. Chilischote längs aufschneiden, die Kerne herausschaben und das Fruchtfleisch in feine Streifen schneiden. Bohnen und Mais in einem Sieb mit fließendem Wasser abspülen und abtropfen lassen.

2 Öl in einer großen Pfanne erhitzen und das Hackfleisch darin krümelig anbraten. Zwiebeln und Knoblauch zugeben und bei mittlerer Hitze 2 bis 3 Minuten glasig dünsten. Mit Salz, Cayennepfeffer und Paprikapulver würzen.

3 Paprika, Brühe und Tomatenstücke zugeben, aufkochen und offen bei mittlerer Hitze 10 Minuten garen. Bohnen und Mais zugeben, erhitzen und eventuell Brühe nachgießen bis die gewünschte Konsistenz erreicht ist. Eventuell noch einmal mit den Gewürzen abschmecken.

> **TIPP**
>
> Als erfrischende Beigabe einen kräftigen Klecks Vollmilchjoghurt mit gehacktem Koriander oder Petersilie mischen und auf jede Portion geben.

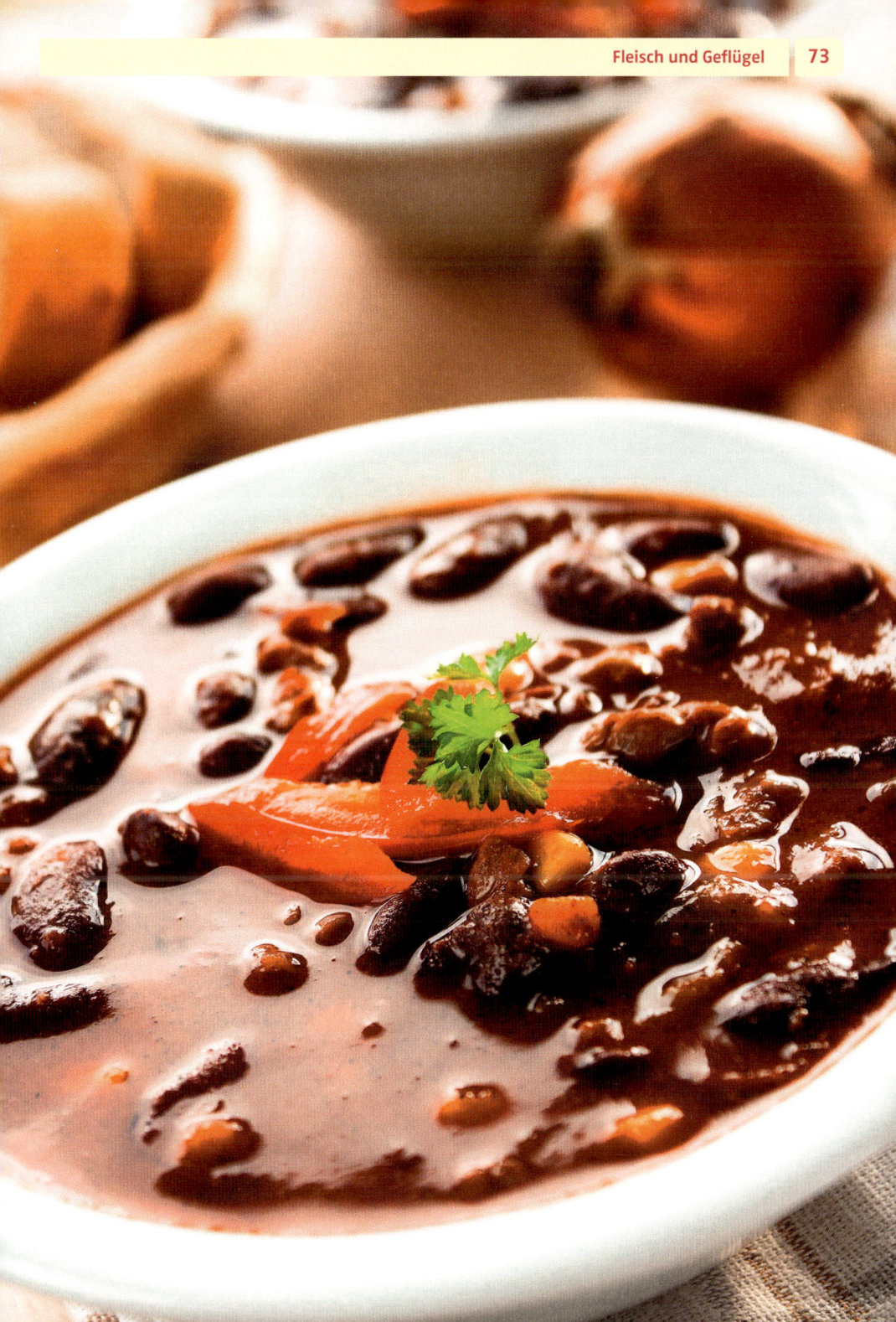

Ungarisches Kesselgulasch

Eine Portion enthält:
42 g E, 12 g F, 12 g KH = 333 kcal (1400 kJ)
2 g Ballaststoffe, 0 BE

Zutaten für 4 Portionen

750 g Zwiebeln

2 Knoblauchzehen

750 g mageres Rindfleisch aus der Keule

Salz

Pfeffer

2 EL Paprikapulver edelsüß

1–2 TL Kümmel

¼ l Brühe

2 TL Tomatenmark

100 g saure Sahne

2–3 TL Mehl

abgeriebene Schale von 1 unbehandelten Zitrone

Zubereitung

1 Zwiebeln und Knoblauchzehen schälen und würfeln. Das Fleisch in etwa 3 x 3 cm große Würfel schneiden. Zwiebeln, Knoblauch und Fleisch in einen ausreichend großen Topf schichten. Jede Lage mit Salz, Pfeffer, Paprikapulver und Kümmel würzen. Die Brühe mit dem Tomatenmark verrühren, über Fleisch und Zwiebeln gießen und langsam aufkochen. Bei milder Hitze 1½ bis 2 Stunden schmoren, dabei ab und zu umrühren.

2 10 Minuten vor Ende der Garzeit die saure Sahne mit Mehl verrühren und das Gulasch damit binden. Zitronenschale zugeben und eventuell nachwürzen.

TIPP

Kaum zu glauben: Nach diesem Rezept gelingt ein saftiges Gulasch mit köstlicher Sauce auch ohne zeitaufwändiges Anbraten und zusätzliches Fett.

Lammrücken mit Rotweinzwiebeln

Eine Portion enthält:
53 g E, 14 g F, 9 g KH = 383 kcal (1647 kJ)
2 g Ballaststoffe, 0 BE

Zutaten für 6 Portionen

600 g Zwiebeln

2 Knoblauchzehen

1 kg Lammrücken (ausgelöst, ohne Knochen)

Salz

Pfeffer

2 EL Rapsöl

350 ml trockener Rotwein

350 ml Fleischbrühe oder Fond

1 TL Kräuter der Provence

2 TL heller Soßenbinder

Zubereitung

1 Zwiebeln und Knoblauchzehen abziehen. Zwiebeln vierteln oder in Spalten schneiden, Knoblauch durchpressen. Den Lammrücken salzen und pfeffern. Das Öl in einem Bräter erhitzen und das Fleisch darin bei mittlerer bis großer Hitze rundherum braun anbraten. Fleisch herausnehmen und beiseite stellen. Das Bratfett bis auf einen sehr kleinen Rest abgießen und entsorgen.

2 Zwiebeln und Knoblauch im verbliebenen Bratfett andünsten. Die Hälfte vom Rotwein und von der Brühe zugießen. Kräuter zufügen und alles im offenen Bräter 10 Minuten schmoren.

3 Den Lammrücken zurück in den Bräter geben und in den Backofen schieben. Im vorgeheizten Ofen bei 200 °C (Gas: Stufe 3/Umluft: 175 °C) 20 bis 30 Minuten braten. Wenn die Flüssigkeit verkocht ist, Rotwein und Brühe nachgießen.

4 Lammrücken herausnehmen, in Alufolie wickeln und 5 Minuten ruhen lassen. Den Bratenfond mit den Zwiebeln aufkochen, Soßenbinder einrühren und nochmals aufkochen. Mit Salz und Pfeffer abschmecken.

Hühnerfrikassee

Eine Portion enthält:
30 g E, 10 g F, 10 g KH = 263 kcal (1100 kJ)
3 g Ballaststoffe, 0,5 BE

Zutaten für 6 Portionen

1 Huhn (etwa 1,2 kg)

1 kleines Bund Suppengrün

1 Zwiebel

1 Lorbeerblatt

6 Pfefferkörner

Salz

250 g Zuckerschoten

250 g Möhren

3 EL Rapsöl

45 g Weizenvollkornmehl

¼ l fettarme Milch

2–3 EL Zitronensaft

Zubereitung

1 Das Huhn unter fließendem Wasser von innen und außen abspülen und in einen großen Topf legen. Suppengrün putzen und grob würfeln, Zwiebel schälen und halbieren. Das Gemüse, Lorbeerblatt, Pfefferkörner, 1½ TL Salz und 2 l Wasser zum Hähnchen geben und aufkochen. Bei ganz kleiner Hitze offen etwa 1 Stunde köcheln.

2 Das Huhn herausnehmen und etwas abkühlen lassen. Die Haut entfernen, das Fleisch von den Knochen lösen und in mundgerechte Stücke schneiden.

3 Die Brühe durch ein Sieb gießen und mithilfe eines Fettabscheidekännchens gründlich entfetten. ½ l Brühe für die Sauce bereitstellen, den Rest für ein anderes Gericht verwenden.

4 Zuckerschoten putzen und schräg halbieren. Möhren schälen und in dünne Scheibchen schneiden. Das Gemüse in wenig Salzwasser garen, die Möhren brauchen etwa 10 bis 15 Minuten, die Zuckerschoten 2 bis 3 Minuten. Die Gemüse abgießen und abtropfen lassen.

5 Öl in einem Topf erhitzen, Mehl mit einem Schneebesen unterrühren und kurz erhitzen.

6 Die Milch auf einmal zugießen und unter ständigem Rühren aufkochen. Dann die Brühe zugießen und wieder aufkochen lassen, dabei ständig rühren. Die Sauce etwa 10 Minuten offen bei mittlerer Hitze kochen lassen, ab und zu umrühren.

7 Hähnchenfleisch und Gemüse in der Sauce erhitzen, mit Zitronensaft und eventuell etwas Salz abschmecken. Petersilie hacken und über das Frikassee streuen.

TIPP

Das Frikassee statt mit Reis mit Zartweizen, Bulgur oder Hirse servieren.

Putenschnitzel in Knoblauch-Oliven-Sauce

Eine Portion enthält:
31 g E, 8 g F, 9 g KH = 234 kcal (978 kJ)
1 g Ballaststoffe, 0,5 BE

Zutaten für 4 Portionen

2 EL Olivenöl

4 dünne Putenschnitzel à etwa 120 g

Salz

Pfeffer

2 EL Mehl

2 Knoblauchzehen

3 EL Zitronensaft

1 TL abgeriebene Zitronenschale

250 g Geflügelbrühe oder -fond

1 TL Stärke

3 EL grüne Oliven ohne Stein

3 Stiele Petersilie

Zubereitung

1 Das Öl in einer großen beschichteten Pfanne erhitzen. Die Putenschnitzel mit Salz und Pfeffer würzen und im Mehl wenden. Überschüssiges Mehl abschütteln und die Schnitzel von jeder Seite etwa 3 Minuten goldbraun braten. Aus der Pfanne heben, auf eine vorgewärmte Platte legen, mit Alufolie bedecken und warm stellen.

2 Den Knoblauch schälen und in Scheiben schneiden. Knoblauch zum Bratfett in die Pfanne geben. Bei mittlerer Hitze unter Rühren 1 Minuten braten. Zitronensaft und -schale zufügen. Geflügelbrühe zugießen und einmal aufkochen.

3 Die Stärke mit etwas kaltem Wasser glattrühren, die Oliven in Scheiben schneiden, Petersilienblätter von den Stielen zupfen und fein hacken. Stärke zur Sauce gießen und unter Rühren einmal aufkochen. Petersilie und Oliven zugeben und die Sauce mit Salz und Pfeffer abschmecken. Die Sauce über die Schnitzel gießen.

Hähnchen-Saltimbocca

Eine Portion enthält:
39 g E, 16 g F, 4 g KH = 323 kcal (1350 kJ)
0 g Ballaststoffe, 0,5 BE

Zutaten für 2 Portionen

2 Hähnchenbrustfilets (à 150 g)

Pfeffer

4–6 Salbeiblätter

2 Scheiben Parmaschinken

1 EL Rapsöl

125 ml Geflügelbrühe (oder -fond)

1 EL saure Sahne

1 gestrichener TL Speisestärke

3 EL Apfel- oder Traubensaft

Zubereitung

1 Das Hähnchenbrustfilet mit Pfeffer würzen und mit den Salbeiblättern belegen. Mit je einer Scheibe Schinken umwickeln und mit einem Holzstäbchen feststecken.

2 Öl in einer Pfanne erhitzen und die Hähnchenbrüste darin von jeder Seite 1 bis 2 Minuten anbraten.

3 Das Fleisch auf eine ofenfeste Platte legen und im vorgeheizten Backofen bei 200 °C 15 bis 18 Minuten garen.

4 Den Bratensatz aus der Pfanne mit Brühe und saurer Sahne ablösen und aufkochen. Stärke mit dem Fruchtsaft glattrühren und in die Sauce geben. Unter Rühren einmal aufkochen und zu den Hähnchen-Saltimbocca servieren.

TIPP

Der Salzstreuer kann im Schrank bleiben: Parmaschinken und Brühe enthalten genug Salz, um Fleisch und Sauce zu würzen.

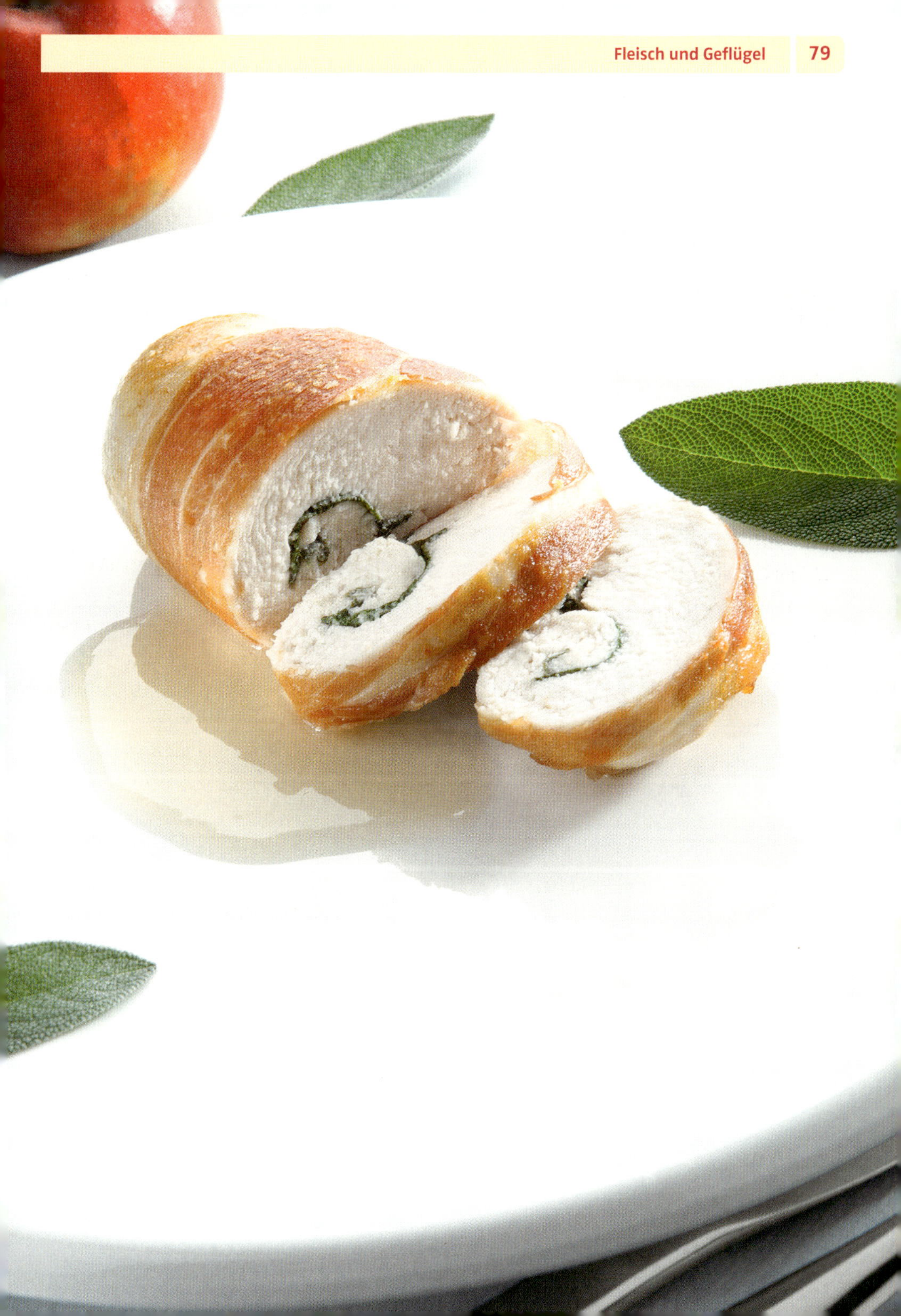

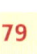

Poularde mit Äpfeln

Eine Portion enthält:
46 g E, 22 g F, 19 g KH = 475 kcal (2100 kJ)
2 g Ballaststoffe, 1,5 BE

Zutaten für 4 Portionen

1 küchenfertige Poularde (1,2 kg)

Salz

Pfeffer

Majoran

1 EL Mehl

2 EL Rapsöl

300 ml Brühe

2 Äpfel

1 EL Puderzucker

1 EL Pflanzenmargarine

⅛ l trockener Cidre (Apfelwein)

2 EL Schmand

Zubereitung

1   Die Poularde mit Salz, Pfeffer und Majoran würzen und mit etwas Mehl bestäuben.

2   Das Öl in einem Bräter erhitzen und die Poularde darin von allen Seiten anbraten. Am Schluss soll die Poularde mit der Brustseite nach unten liegen. Die Hälfte der Brühe dazu gießen und das Fleisch im vorgeheizten Backofen bei 175 °C etwa 1 Stunde braten. Nach etwa der Hälfte der Garzeit die Poularde auf den Rücken drehen und weiter braten. So bleibt das Brustfleisch zart und bekommt trotzdem eine knusprige Haut. Während des Bratens mit einer Fleischgabel die Haut rund um die Schenkel immer mal wieder einstechen, damit überflüssiges Fett austreten kann.

3   Die Äpfel schälen, die Kerngehäuse herausschneiden, Äpfel in Spalten schneiden. Zucker und Margarine in einem Topf erhitzen, bis der Zucker sich löst. Die Apfelscheiben zugeben und im Karamell wenden. Mit der restlichen Brühe und Cidre ablöschen und im geschlossenen Topf 5 Minuten garen. Den Schmand unterrühren und die Sauce mit Salz und Pfeffer abschmecken.

4   Die Poularde aus dem Ofen nehmen und zerteilen, das ausgetretene Bratfett bleibt im Bräter. Äpfel mit der Sauce auf eine tiefe Servierplatte geben und die Hähnchenteile darauf anrichten.

TIPP

Dazu passt Kartoffel-Sellerie-Püree (S. 106).

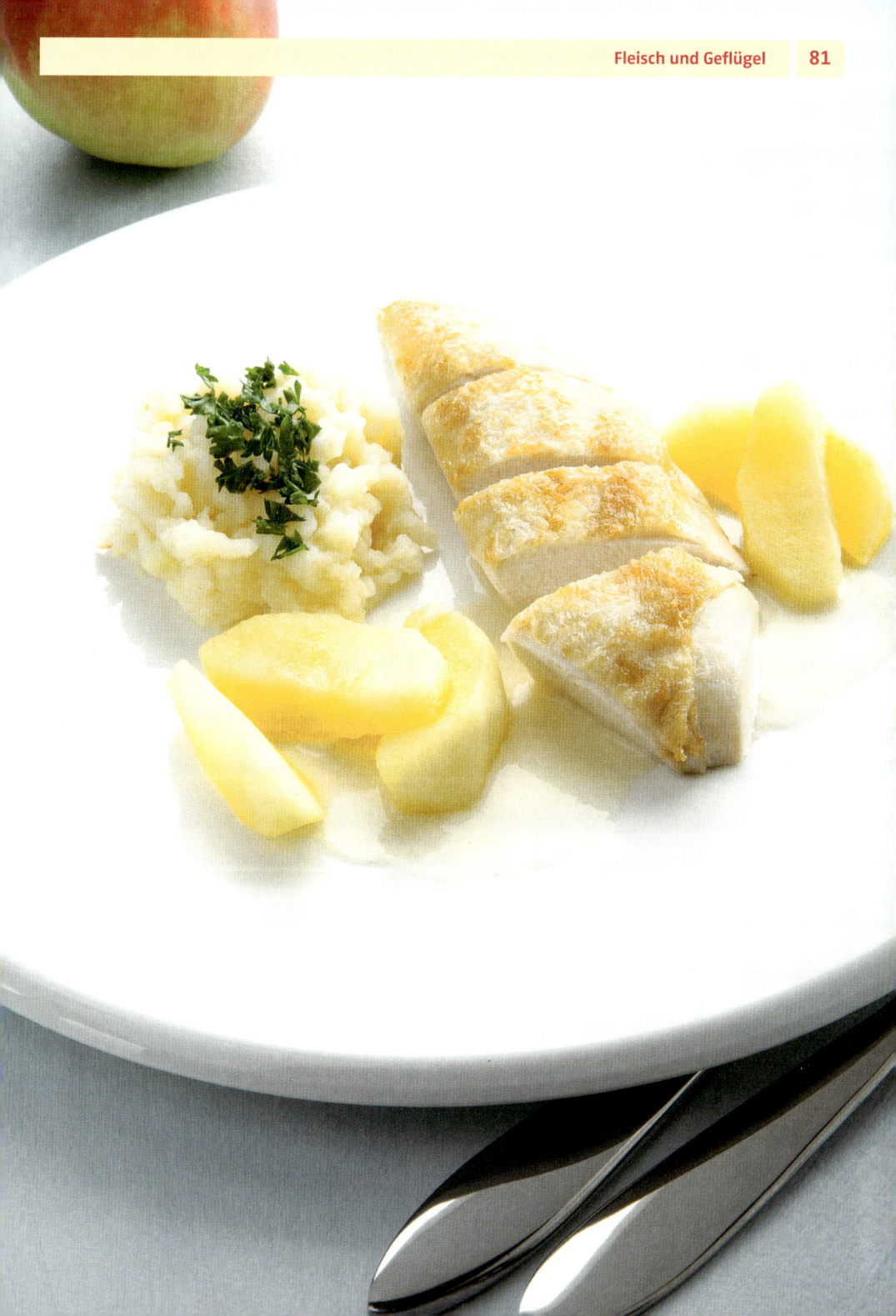

Entenbrust aus dem Ofen

Eine Portion enthält:
27 g E, 15 g F, 0 g KH = 250 kcal (1048 kJ)
0 g Ballaststoffe, 0 BE

Zutaten für 2 Portionen

1 Entenbrust (ca. 350 g)

Salz

Pfeffer

Zubereitung

1 Entenbrustfilet trocken tupfen und die Haut mit einem scharfen Messer rautenförmig einschneiden.

2 Eine Pfanne erhitzen und die Entenbrust mit der Hautseite nach unten hineinlegen. Bei mittlerer Hitze 3 Minuten braten. Das Fleisch umdrehen und weitere 3 Minuten braten. Das Fleisch mit Salz und Pfeffer würzen.

3 Die Entenbrust in eine flache ofenfeste Form legen und im vorgeheizten Backofen bei 200 °C 15 bis 20 Minuten garen. Das Fleisch 5 Minuten in Alufolie gewickelt ruhen lassen, dann servieren.

TIPPS

Wenn Sie die Entenbrust nach dieser Methode garen, fließt von dem Fett unter der Haut das meiste heraus. Wer mehr Fett sparen möchte, schneidet die Haut nach dem Braten ab.

Gänsebraten

Eine Portion enthält:
53 g E, 38 g F, 14 g KH = 595 kcal (2493 kcal)
2 g Ballaststoffe, 1 BE

Zutaten für 6–8 Portionen

1 küchenfertige Gans (5–6 kg)

Salz, Pfeffer

1 Bund Majoran

je 4 gewürfelte Äpfel und Zwiebeln

½–1 l Geflügelbrühe

Zubereitung

1 Den Backofen auf 220 °C vorheizen. Gans abspülen, trocknen, evtl. vorhandene Federkiele mit einer Pinzette herausziehen. Sichtbares Fett aus der Bauchhöhle ablösen. (Es ergibt etwa 500 g Flomen für Schmalz oder zum Braten.) Die Flügelspitzen abschneiden und mit den Innereien für den Fond abspülen.

2 Die Gans innen und außen salzen und pfeffern. Majoranblättchen, Äpfel und Zwiebeln in die Bauchöffnung füllen. Mit Küchengarn und Holzspießchen verschließen.

3 Den Vogel mit der Brust nach unten in einen großen Bräter legen und die Brühe dazugießen. Mit Wasser auffüllen, bis die Gans zu etwa einem Viertel mit Flüssigkeit bedeckt ist.

4 Den Braten in den Ofen schieben, nach 1 Stunde auf 160 °C herunterschalten und die Gans wenden. Weitere 3 bis 4 Stunden garen, dabei immer mal wieder mit Bratensaft begießen und darauf achten, dass genügend Flüssigkeit im Bräter ist.

5 Die Gans ist fertig gegart, wenn sich die Keule nach dem Durchtrennen der Haut fast von selbst aus dem Gelenk löst.

6 Für den Gänsefond Flügel, Hals, Herz und Magen in wenig vom ausgelösten Gänsefett rundherum braun anbraten. Mit Wasser knapp bedecken und 40 Minuten bei kleinster Hitze köcheln. Durchsieben und bis auf die Hälfte einkochen.

7 Den Schmorsud der fertigen Gans durch ein Sieb abgießen und den Bratensatz mit etwas heißem Wasser lösen. Den Backofen wieder auf 220 °C (Gas: Stufe 4/ Umluft: 190 °C) schalten und die Gans weitere 15 bis 30 Minuten kräftig bräunen.

8 Den Schmorsud mit einem Fettabscheidekännchen gründlich entfetten. Den Fond aus dem Gänseklein ebenfalls entfetten und dazu gießen. Falls nötig, etwas einkochen lassen. Mit Salz und Pfeffer abschmecken und zur Gans servieren.

TIPPS

Gänsebraten ist nicht gerade als fett- und kalorienarm bekannt. Das köstliche Festtagsgeflügel gehört jedoch zu den ausgesprochen gesunden Bratenstücken, weil Gänsefett so günstig zusammengesetzt ist. Es enthält weniger ungünstige gesättigte Fettsäuren als Rinder- und Schweinefett und mehr von den wertvollen einfach ungesättigten Fettsäuren als die meisten Pflanzenöle.

Bis die Gans fertig auf dem Tisch steht, vergehen etwa 5 bis 6 Stunden. Wer am Tag des Gänseessens nicht in aller Frühe aufstehen möchte, gart die Gans am Vortag schon einmal 2 Stunden vor.

Zur Gans passen selbstverständlich Rotkohl und Kartoffelklöße. Falls Sie gerne viel Sauce dazu essen, verlängern Sie den Schmorsud mit etwas dunklem Fond aus dem Glas. Etwas Stärke in kaltem Wasser verrühren, in die Sauce gießen und einmal aufkochen. So erhält die Sauce eine leichte Bindung und haftet besser auf den Knödeln.

Während des Garens sickert bis zu 1 kg reines Fett aus der Gans. Helfen Sie nach, indem Sie die Haut der Gans immer mal wieder mit einer Fleischgabel einstechen. Wer den Bratenfond gründlich entfettet, spart extrem an Kalorien, aber kein bisschen am Geschmack. Das Gänseschmalz später in kleinen Mengen zum Kochen verwenden.

Roastbeef mit Radieschenremoulade

Eine Portion (bei 6 Portionen) enthält:
40 g E, 14 g F, 4 g KH = 306 kcal (1285 kJ)
0 g Ballaststoffe, 0 BE

Zutaten für 4–6 Portionen

1 kg Roastbeef

Salz

Pfeffer

2 EL Rapsöl

2 Gewürzgurken

5 Radieschen

1 hart gekochtes Ei

½ Bund Schnittlauch

½ Bund Petersilie

150 g Naturjoghurt (1,5 % Fett)

4 EL Salatcreme

1 TL Senf

TIPP

Falls Ihre Pfanne einen Holz- oder Kunststoffgriff hat, umwickeln Sie ihn mit einer doppelten Schicht Alufolie, bevor Sie die Pfanne in den Ofen schieben.

Zubereitung

1 Den Fettdeckel vom Roastbeef sorgfältig abschneiden, das Fleisch mit Salz und Pfeffer würzen. Öl in einer Pfanne erhitzen und das Fleisch von beiden Seiten etwa 2 bis 3 Minuten anbraten.

2 Das Roastbeef in der Pfanne in den vorgeheizten Backofen geben und bei 140 °C auf der unteren Schiene 45 bis 50 Minuten garen. Herausnehmen und abkühlen lassen.

3 Gewürzgurken abtropfen lassen, Radieschen putzen und beides fein würfeln, das Ei schälen und ebenfalls fein würfeln. Petersilie und Schnittlauch waschen und trocken schütteln. Schnittlauch in Röllchen schneiden, Petersilie hacken.

4 Joghurt, Salatcreme und Senf in einer Schüssel glatt rühren, alle vorbereiteten Zutaten unterrühren und mit Salz und Pfeffer abschmecken. Ist die Remoulade zu fest, etwas vom Gurkenwasser unterrühren.

5 Das Roastbeef dünn aufschneiden und mit der Remoulade servieren. Dazu passen Bratkartoffeln (S. 104).

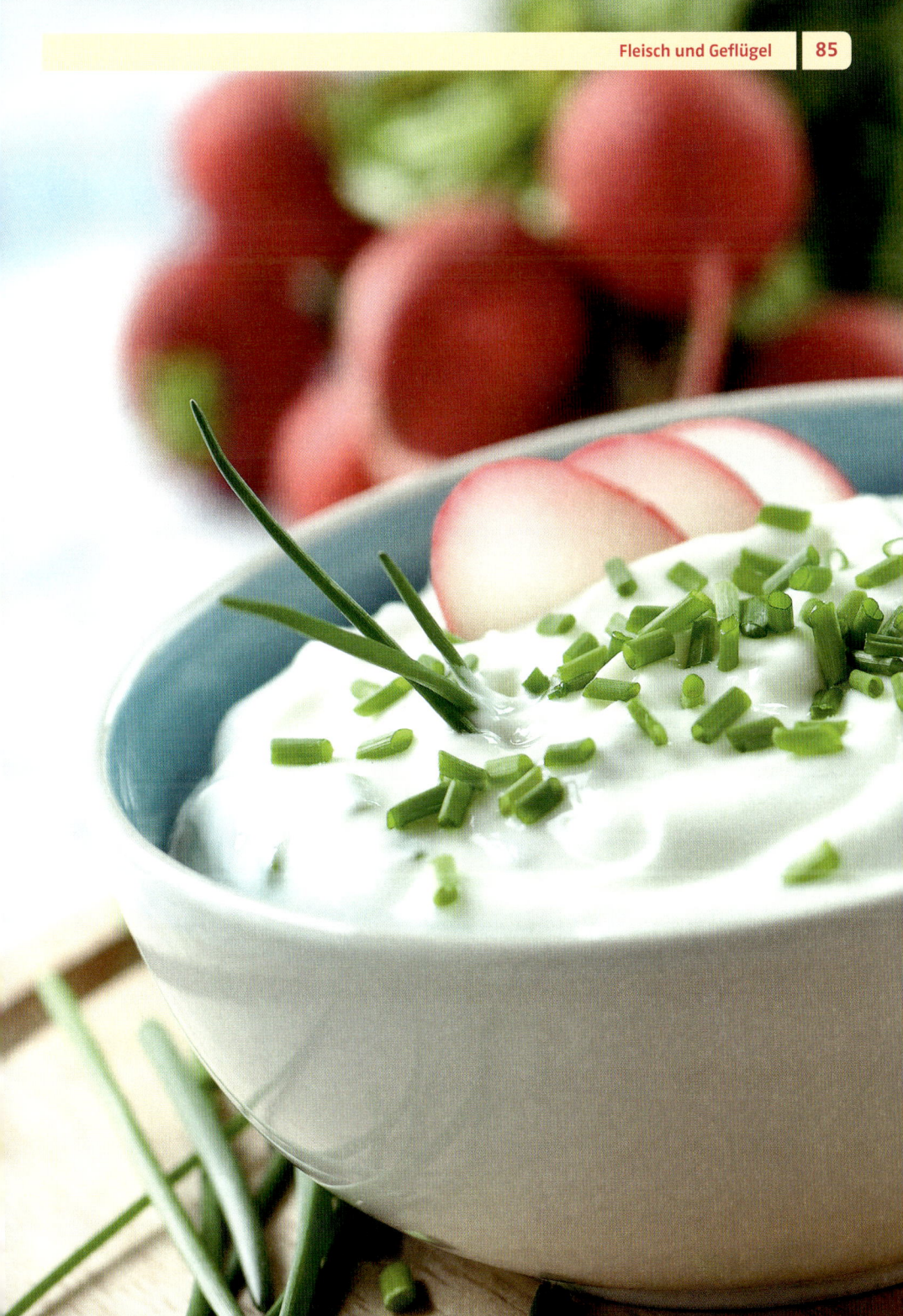

FISCH UND MEERESFRÜCHTE

Forelle blau

Eine Portion enthält:
40 g E, 6 g F, 0 g KH = 214 kcal (792 kJ)
0 g Ballaststoffe, 0 BE

Zutaten für 2 Portionen

⅛ l trockener Weißwein

1 Möhre

2 Schalotten

2 EL Essig

Salz

6 Pfefferkörner

2 Lorbeerblätter

2 küchenfertige Forellen à 375 g

Zubereitung

1 Weißwein mit ½ l Wasser aufkochen. Möhre in Scheiben schneiden. Schalotten schälen und würfeln. Essig, Gemüse, 1 Prise Salz, Pfefferkörner und Lorbeerblätter dazugeben und den Sud 20 Minuten köcheln. Die Forellen vorsichtig unter fließendem Wasser abspülen und dabei möglichst wenig berühren. Wird nämlich die feine Schleimschicht auf der Haut zerstört, färbt sich die Haut nicht blau.

2 Forellen in einen Topf legen, mit dem kochenden Gemüsesud begießen und bei sehr milder Hitze 15 Minuten ziehen lassen. Nicht sprudelnd kochen, es sollen nur kleine Blasen aufsteigen.

3 Die Forellen mit einer Schaumkelle aus dem Sud heben und servieren.

TIPPS

Servieren Sie die Forellen statt mit der sonst üblichen Butter einmal mit einer köstlichen Sauce: Dafür von der Garflüssigkeit 150 Milliliter abmessen und für die Helle Sauce (S. 106, halbes Rezept) verwenden. Mit Salz, Zitronensaft und reichlich gehackter Petersilie verfeinern.

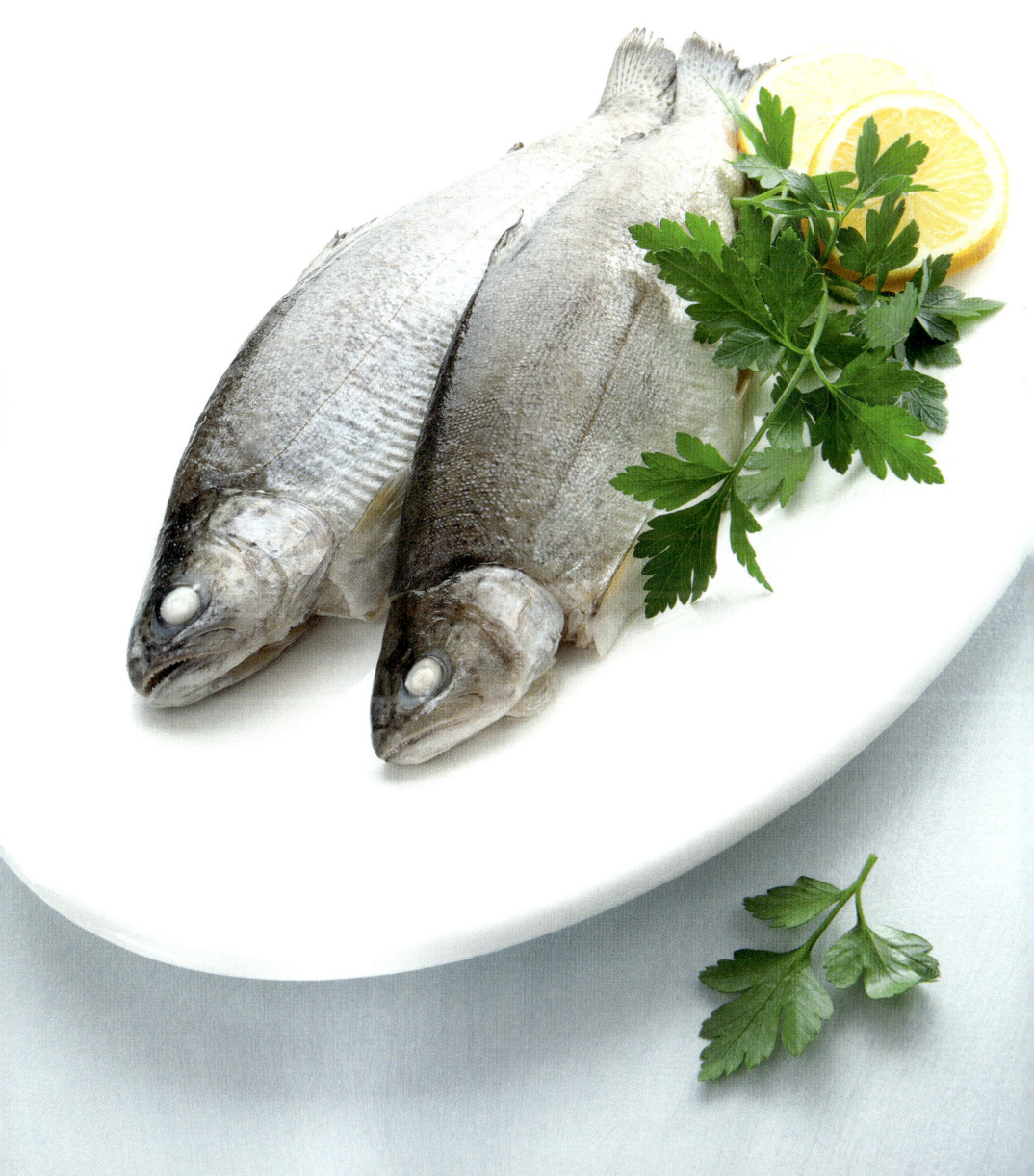

Bratfisch in Eihülle

Eine Portion enthält:
34 g E, 17 g F, 2 g KH = 302 kcal (1262 kJ)
4 g Ballaststoffe, 0,5 BE

Zutaten für 2 Portionen

2 kleine Rotbarschfilets à etwa 160 g

Salz

Pfeffer

Muskatnuss

3–4 EL Weizenkleie

1 Ei

1 EL fettarme Milch

20 g Pflanzenmargarine oder 2 EL Rapsöl

Zubereitung

1 Den Rotbarsch mit Salz, Pfeffer und Muskat würzen. Von beiden Seiten in der Kleie wenden und mit den Händen etwas andrücken.

2 Ei und Milch mit einer Gabel verschlagen und die Fischfilets darin wenden.

3 Margarine oder Öl in einer beschichteten Pfanne erhitzen und die Fischstücke darin von jeder Seite 3 Minuten braten.

TIPP

Durch die Weizenkleie haftet die Eihülle besonders gut am Fisch und es werden zusätzliche Ballaststoffe in das Fischgericht „gemogelt".

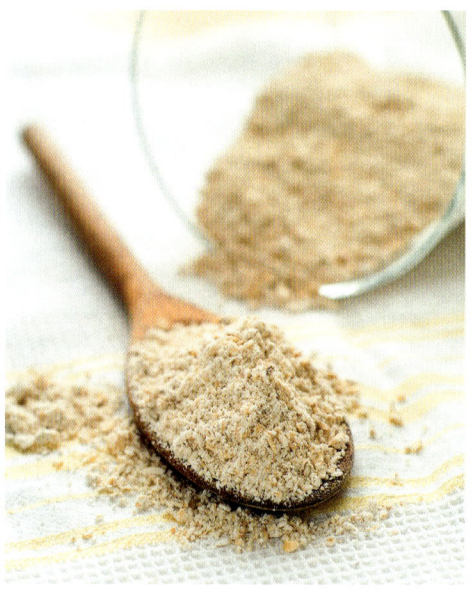

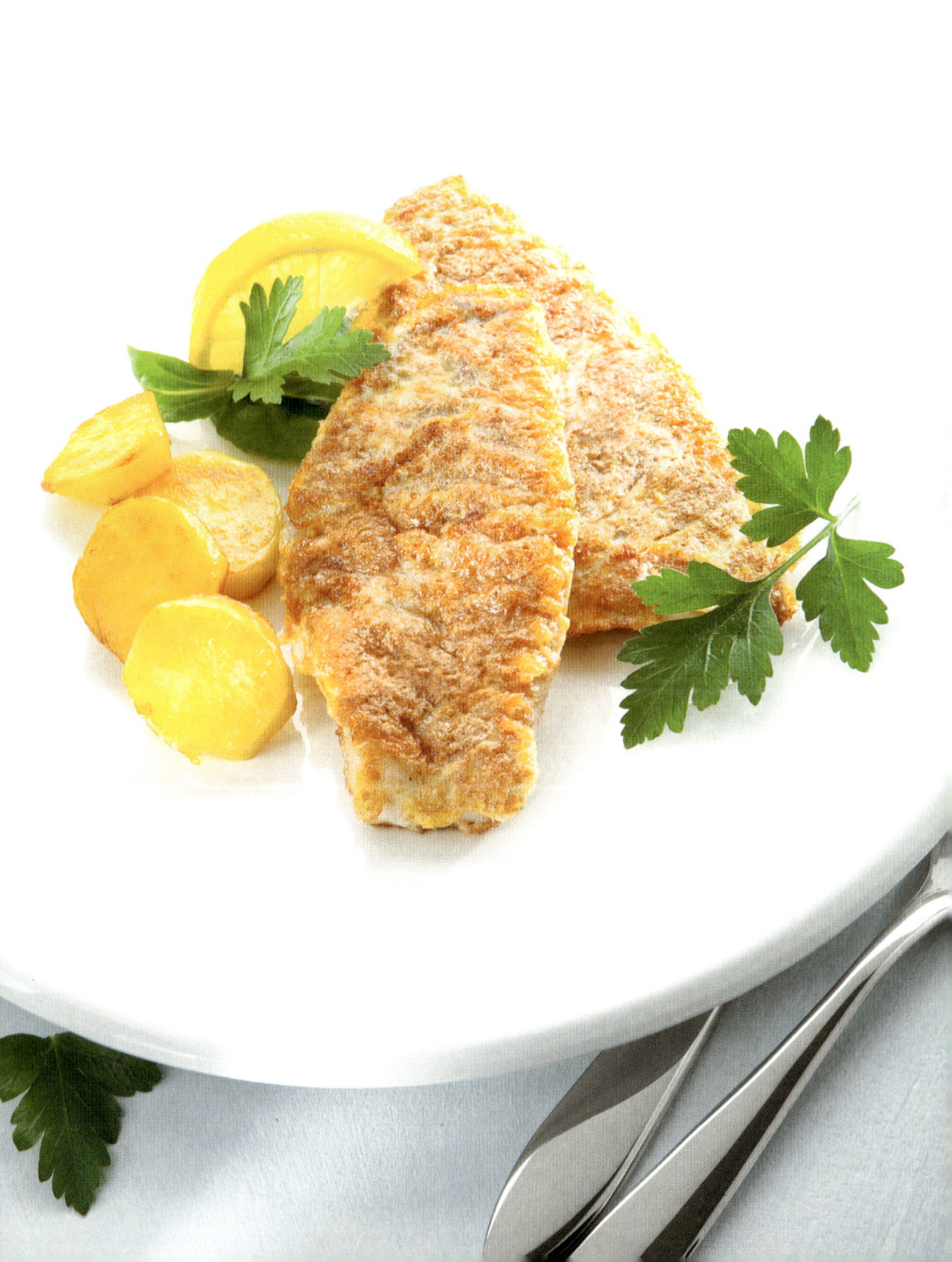

Gedünsteter Fisch
mit Senfsauce

Eine Portion enthält:
34 g E, 6 g F, 6 g KH = 220 kcal (916 kJ)
0 g Ballaststoffe, 0,5 BE

Zutaten für 4 Portionen

1 ½ EL Rapsöl

1 EL Mehl

200 ml Fischfond (oder Gemüsebrühe)

100 ml fettarme Milch

100 g Naturjoghurt (1,5 % Fett)

1–2 EL grober Senf

Salz

Pfeffer

800 g Kabeljau in 4 dicken Scheiben

200 g Salz

Zubereitung

1 Öl in einem Topf erhitzen, das Mehl mit einem Schneebesen gut unterrühren. Fischfond und Milch zugeben und unter ständigem Rühren aufkochen. Bei kleiner Hitze etwa 10 Minuten kochen lassen, dabei häufig umrühren. Senf und Joghurt in die Sauce geben und erhitzen, aber nicht mehr kochen lassen. Mit Salz und Pfeffer abschmecken.

2 Den Fisch kalt abspülen. 1 l Wasser mit Salz in einem weiten Topf mit dickem Boden und gut schließendem Deckel aufkochen. Die Fischscheiben hineinlegen und 1 Minute offen kochen. Den Topf schließen, von der Kochstelle ziehen und etwa 10 Minuten stehen lassen.

TIPP

Das ungewöhnlich stark gesalzene Wasser unterstreicht das natürliche Aroma des Fisches und sorgt für seine saftige, aber angenehm feste Beschaffenheit. Dabei schmeckt der Kabeljau keineswegs übertrieben salzig.

Lachsforelle in Wermutsauce

Eine Portion enthält:
35 g E, 16 g F, 0 g KH = 297 kcal (1245 kJ)
0 g Ballaststoffe, 0 BE

Zutaten für 4 Portionen

1 küchenfertige Lachsforelle (etwa 1 kg)

Salz

Pfeffer

3 Schalotten

½ Bund glatte Petersilie

3 Stängel Thymian

50 g Pflanzenmargarine

4 EL trockener Wermutwein (Vermouth)

Zubereitung

1 Die Lachsforelle unter fließendem Wasser gründlich abspülen. Mit Küchenkrepp trocken tupfen und von innen und außen mit Salz und Pfeffer würzen.

2 Schalotten schälen und in feine Scheiben schneiden, Kräuter hacken. Die Forelle mit zwei Drittel der Kräuter und den Schalottenscheiben füllen. 40 g Pflanzenmargarine in Flöckchen auf dem Fisch verteilen.

3 Ein ausreichend großes Stück Alufolie mit der restlichen Margarine bestreichen und den Fisch darauf legen. Mit Wermut beträufeln und mit den restlichen Kräutern bestreuen. Die Folie über der Forelle dicht verschließen und auf ein Backblech legen.

4 Im vorgeheizten Ofen auf der mittleren Schiene bei 200 °C etwa 17 bis 20 Minuten garen.

5 Die Folie mit einer Schere oben aufschneiden und so vorsichtig auseinander falten, dass der Sud nicht herausläuft. Den Fisch herausheben, die Filets von Haut und Gräten lösen und auf vorgewärmtem Geschirr anrichten.

6 Den Sud aus der Alufolie durch ein feines Sieb gießen. Über die Lachsforelle geben und gleich servieren.

TIPP

Tipp
Als Beilage passen kleine Pellkartoffeln mit Schale und ein großer Salatteller aus verschiedenen Blattsalaten, Tomaten, Gurke, Paprikaschote, Champignons und Kräutern mit einer klaren Salatsauce (S. 44).

Marinierte Thunfischsteaks

Eine Portion enthält:
33 g E, 27 g F, 0 g KH = 378 kcal (1586 kJ)
0,5 g Ballaststoffe, 0 BE

Zutaten für 4 Portionen

1 Knoblauchzehe

1 Stück Ingwer (ca. 30 g)

2 EL Sojasauce

2 EL trockener Sherry

1 EL Zitronensaft

4 Thunfischsteaks à etwa 150 g

2 EL Rapsöl

1 EL Sesam

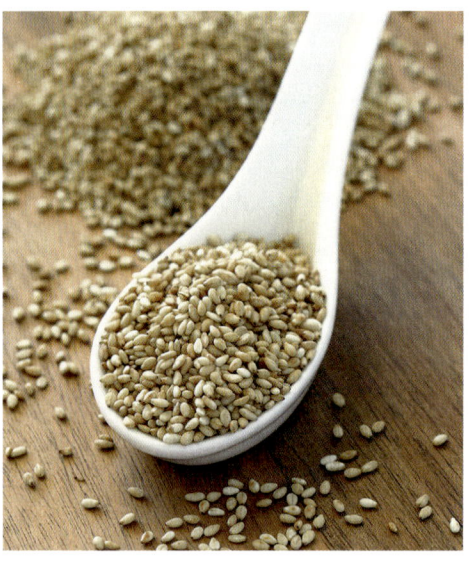

Zubereitung

1 Knoblauch und Ingwer schälen und grob hacken. In einer flachen Auflaufform, die groß genug ist für die Fischstücke, Sojasauce, Sherry, Zitronensaft, Knoblauch und Ingwer verrühren. Den Thunfisch in dieser Marinade wenden, mit Klarsichtfolie bedecken und für mindestens 30 Minuten im Kühlschrank durchziehen lassen.

2 Das Öl in einer großen Grillpfanne erhitzen. Den Fisch aus der Marinade nehmen und mit Küchenpapier trockentupfen. Die Steaks von jeder Seite 2 bis 3 Minuten garen und mit etwas Sesam bestreut servieren.

Gegrillte Heringe

Eine Portion enthält:
23 g E, 24 g F, 2 g KH = 326 kcal (1368 kJ)
0 g Ballaststoffe, 0 BE

Zutaten für 4 Portionen

4 Tomaten

4 küchenfertige frische Heringe (etwa 600 g)

Salz

Pfeffer

1 EL Raps- oder Olivenöl

2 EL Zitronensaft

1 EL gehackte Kräuter nach Geschmack

TIPP

Heringe gehören zu den fetten Fischen. Für Diabetiker sind sie wegen der günstigen Zusammensetzung des Fetts besonders gesund. Die hochungesättigten Omega-3-Fettsäuren aus dem Heringsfett senken bei regelmäßigem Verzehr nachweislich das Risiko eines Herzinfarkts und spielen bei der Vorbeugung gegen Krebs und bei der Linderung von rheumatischen Erkrankungen eine wichtige Rolle. Statt fettreich als Brathering, kommt diese schlanke Variante mit wenig zusätzlichem Fett daher.

Zubereitung

1 Tomaten waschen und halbieren. Heringe waschen, trocknen, sparsam salzen und pfeffern. Die Fische mit Öl einpinseln und unter dem vorgeheizten Grill von jeder Seite 5 Minuten garen. Tomatenhälften kurz mitgrillen, salzen und pfeffern.

2 Fische und Tomaten auf eine vorgewärmte Platte legen, mit Zitronensaft beträufeln und mit Kräutern bestreuen. Sofort servieren.

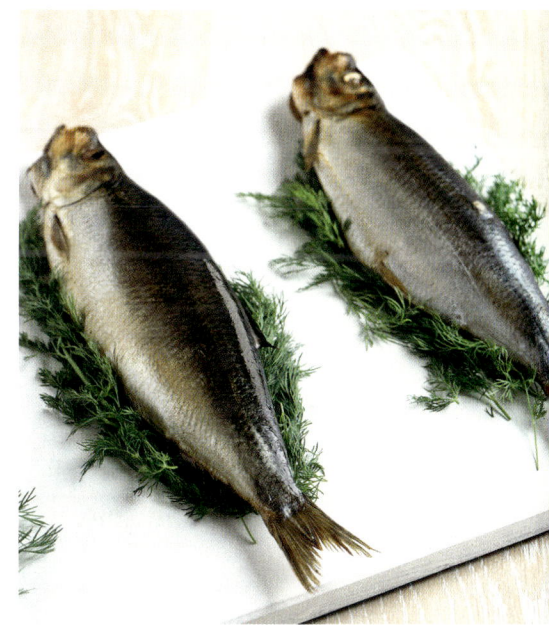

Muscheln im Safransud

Eine Portion enthält:
27 g E, 16 g F, 15 g KH = 337 kcal (1420 kJ)
5 g Ballaststoffe, 1 BE

Zutaten für 2 Portionen

1,5 kg Miesmuscheln

1 kleines Bund Suppengrün

1 Zwiebel

1 Knoblauchzehe

2 EL Rapsöl

100 ml trockener Weißwein

100 ml Fischfond oder Gemüsebrühe

1 Briefchen gemahlener Safran (0,1 g)

1 Bund gehackter Dill

Zubereitung

1 Die Muscheln gründlich waschen.

2 Das Gemüse putzen, Möhre und Sellerie in feine Streifen, Porree in Ringe schneiden. Zwiebel und Knoblauchzehe schälen und in Streifen schneiden.

3 Öl in einem ausreichend großen Topf erhitzen und das Gemüse – bis auf den Porree – darin glasig dünsten. Porree, Weißwein, Brühe und Safran zugeben und einmal aufkochen.

4 Die Muscheln zugeben, den Topf schließen und etwa 8 bis 10 Minuten bei mittlerer Hitze garen, dabei ab und zu den Topf rütteln.

5 Die Muscheln in zwei Schüsseln anrichten, einen Teil des Suds darüber gießen, den Rest extra reichen. Mit Dill bestreuen. Dazu passen Vollkorn-Brötchen.

TIPP

Muscheln besitzen sehr empfindliches Eiweiß und verderben schnell. Sie sollen deshalb nur gegessen werden, wenn sie bei der Zubereitung noch leben. Deshalb: Beim Waschen die offenen, nach dem Kochen die geschlossenen Muscheln wegwerfen.

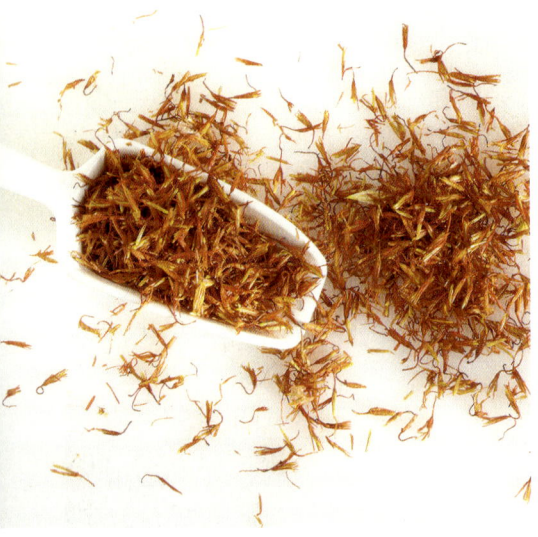

Garnelen-Spieße mit Knoblauchdip

Eine Portion enthält:
28 g E, 9 g F, 4 g KH = 213 kcal (890 kJ)
0 g Ballaststoffe, 0,5 BE

Zutaten für 4 Portionen

1 Zitrone

2 Knoblauchzehen

2 EL Salatcreme

2 EL Naturjoghurt

Salz

Pfeffer

1 Prise Zucker

600 g große Garnelen ohne Schale

2 EL Olivenöl

Zubereitung

1 Die Zitrone längs vierteln. Knoblauchzehen schälen und fein hacken. Salatcreme mit Joghurt, Knoblauch und 1 EL Zitronensaft verrühren und mit Salz, Pfeffer und Zucker würzen.

2 Die Garnelen auf vier Holzspieße stecken und mit Salz und Pfeffer würzen.

3 Das Öl in einer großen Grillpfanne erhitzen und die Spieße darin von jeder Seite 1 Minute grillen.

4 Garnelenspieße mit dem Knoblauchdip servieren. Bei Tisch würzt jeder die Garnelen mit etwas Zitronensaft nach.

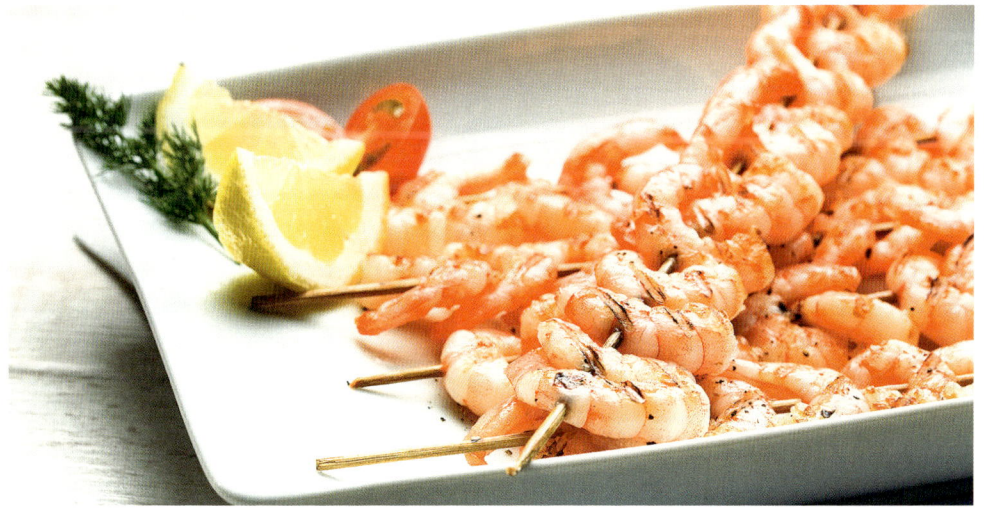

BEILAGEN UND SAUCEN

Möhrengemüse mit Kresse

Eine Portion enthält:
2 g E, 3 g F, 15 g KH = 100 kcal (418 kJ)
7 g Ballaststoffe, 0 BE

Zutaten für 2 Portionen

500 g Möhren

1 Zwiebeln

½ EL Rapsöl

1 TL abgeriebene Zitronenschale

⅛ l Gemüsebrühe oder -fond

Salz

Pfeffer

1 Kästchen Kresse

Zubereitung

1 Möhren schälen, waschen und in dünne Scheiben schneiden. Die Zwiebel schälen und würfeln.

2 Öl in einem Topf erhitzen, Zwiebelwürfel darin andünsten. Möhrenscheiben dazugeben und zugedeckt bei mittlerer Hitze 5 Minuten dünsten.

3 Die Brühe zugießen und das Gemüse zugedeckt weitere 10 bis 15 Minuten bei mittlerer Hitze dünsten. Die Zitronenschale zugeben und sparsam mit Salz und Pfeffer würzen. Die Kresse mit einer Schere vom Beet schneiden und über die Möhren streuen.

TIPP

Nach diesem Rezept können Sie auch Kohlrabi, Blumenkohl, Brokkoli, Sellerie, Staudensellerie, Kürbis, grüne Bohnen, Steckrübe, Zucchini, Paprika und Fenchel kochen. Wichtig ist dabei, die richtige Garzeit abzupassen. Je knackiger das Gemüse bleibt, desto mehr wichtige Inhaltstoffe sind noch erhalten.
Neben Kresse und der traditionellen Petersilie passen auch eine Reihe anderer Kräuter. Besonders raffiniert: Zitronenmelisse, Liebstöckel und Bohnenkraut.

Mediterrane Bohnen

Eine Portion enthält:
5 g E, 3 g F, 12 g KH = 98 kcal (407 kJ)
5 g Ballaststoffe, 0 BE

Zutaten für 2 Portionen

300 g breite Bohnen (Schneidebohnen)

250 g Fleischtomaten

1 Zwiebel

1 Knoblauchzehe

½ EL Olivenöl

1 TL frische Thymianblättchen (oder ½ TL getrockneter Thymian)

Salz

Pfeffer

3 EL Gemüsebrühe oder -fond

Zubereitung

1 Bohnen putzen und schräg in 2 cm breite Stücke schneiden. Tomaten klein schneiden. Zwiebel und Knoblauch schälen und fein würfeln.

2 Öl in einem Topf erhitzen. Zwiebel- und Knoblauchwürfel darin 3 bis 4 Minuten glasig dünsten. Bohnen, Tomatenwürfel und Thymian zufügen, mit wenig Salz und Pfeffer würzen. Die Brühe dazugeben.

3 Das Gemüse im geschlossenen Topf 10 bis 15 Minuten bei milder Hitze schmoren.

TIPPS

Kaufen Sie für dieses Sommergericht nach Möglichkeit Freilandprodukte. Je frischer die Ware, desto mehr Vitamine. Außerhalb der Saison die Bohnen durch Zucchini oder Staudensellerie ersetzen. Weiße Bohnen aus der Dose sind ebenfalls eine köstliche Alternative, sie brauchen nur kurz in der fertigen Tomatensauce erhitzt zu werden.

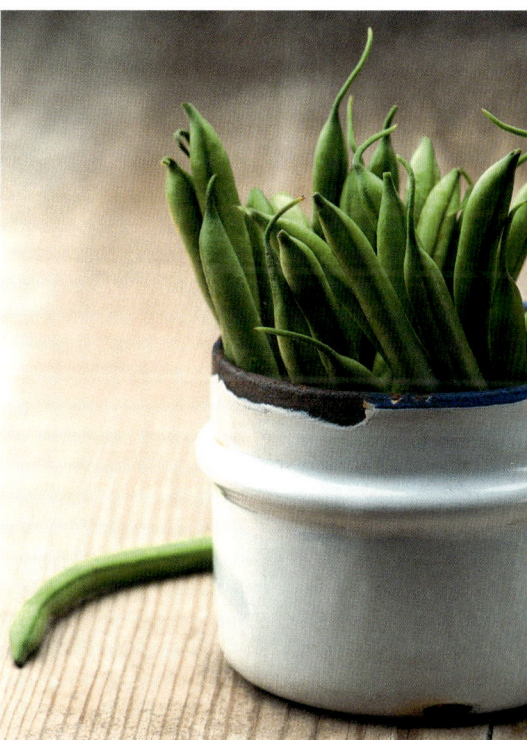

Rahmwirsing

Eine Portion enthält:
6 g E, 2 g F, 7 g KH = 78 kcal (330 kJ)
5 g Ballaststoffe, 0 BE

Zutaten für 4 Portionen

1 kleiner Wirsingkohl (1 kg)

200 ml Gemüsebrühe oder -fond

1 gehäufter TL Mehl

50 g fettarmer Frischkäse (17 % Fett)

Salz

Pfeffer

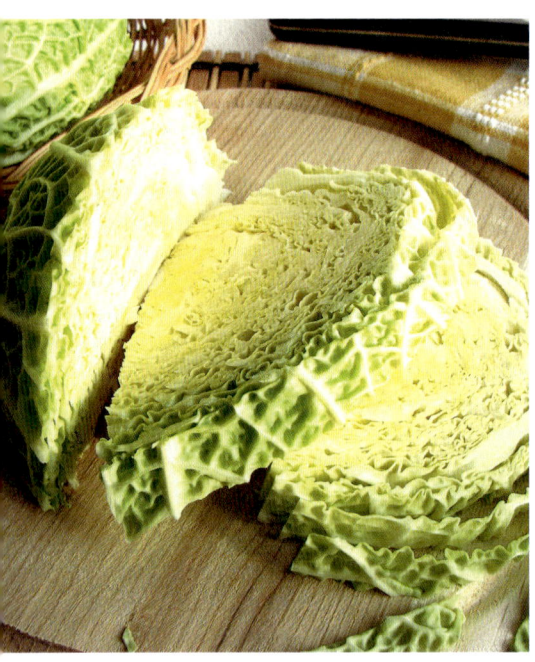

Zubereitung

1 Wirsing putzen, waschen und in grobe Streifen oder Rauten schneiden. Die Brühe in einem großen Topf aufkochen und den Wirsing zugeben. Den Kohl zugedeckt bei mittlerer Hitze 6 bis 8 Minuten garen.

2 Das Mehl mit 3 EL kaltem Wasser anrühren und unter den Wirsing rühren. Zugedeckt weitere 4 bis 6 Minuten garen, zwischendurch ein-, zweimal umrühren.

3 Das Kochwasser in eine Schüssel abgießen, mit dem Frischkäse verquirlen und die Sauce zurück zum Wirsing in den Topf geben und noch einmal erwärmen, aber nicht mehr kochen lassen. Mit Salz und Pfeffer würzen.

TIPP

Nach diesem Rezept gelingen auch Spitzkohl, Chinakohl, Mangold, Frühlingszwiebeln und Porree.

Rotkohl

Eine Portion enthält:
2 g E, 4 g F, 8 g KH = 82 kcal (340 kJ)
4 g Ballaststoffe, 0 BE

Zutaten für 6 Portionen

1,2 kg Rotkohl

250 g Zwiebeln

20 g Gänseschmalz oder 2 EL Rapsöl

2 unbehandelte Zitronen

2 Lorbeerblätter

2 Gewürznelken

3 Pimentkörner

Salz

⅛ l Gemüsebrühe oder -fond

flüssiger Süßstoff

Zubereitung

1 Rotkohl hobeln oder in feine Streifen schneiden. Zwiebeln würfeln, in heißem Schmalz oder Öl in einem Topf hell andünsten.

2 Den Rotkohl und Saft von 1 Zitrone zufügen. Die Schale der Zitrone hauchdünn abschälen und ebenfalls dazugeben. Das Gemüse mit Lorbeer, Nelken, Piment und Salz würzen; den Fond darüber gießen.

3 Den Kohl zugedeckt bei milder Hitze 1 Stunde dünsten. Die zweite Zitrone auspressen. Mit Salz, Zitronensaft und Süßstoff nachwürzen.

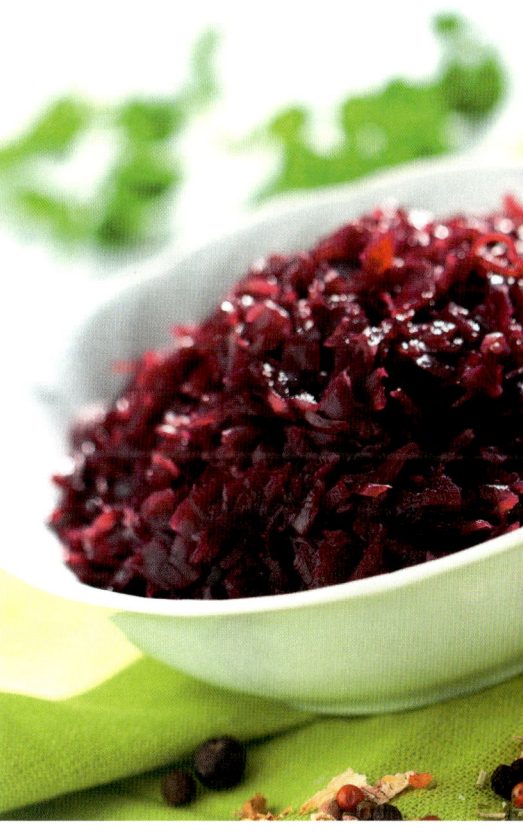

Sauerkraut

Eine Portion enthält:
3 g E, 4 g F, 6 g KH = 83 kcal (348 kJ)
4 g Ballaststoffe, 0 BE

Zutaten für 6 Portionen

400 g Zwiebeln

20 g Gänseschmalz oder 2 EL Rapsöl

1 kg frisches Sauerkraut

150 ml Fleisch- oder Gemüsebrühe

2 Lorbeerblätter

3 Wacholderbeeren

3 Pfefferkörner

1 Kartoffel

Salz

Zucker

Zubereitung

1 Zwiebeln schälen und in Scheiben schneiden. Das Schmalz in einem Topf erhitzen und die Zwiebeln darin bei kleiner Hitze glasig dünsten.

2 Das Sauerkraut hinzugeben und unter Wenden kurz weiterdünsten. Brühe zugießen. Lorbeer, zerdrückte Wacholderbeeren und Pfefferkörner zum Kraut geben.

3 Das Kraut im geschlossenen Topf nach Geschmack 20 bis 40 Minuten bei mittlerer Hitze schmoren. Die Kartoffel schälen, 5 Minuten vor Ende der Garzeit roh in das Kraut reiben, das bindet die Flüssigkeit.

4 Das Sauerkraut mit Salz und einer Prise Zucker abschmecken.

TIPP

Sauerkraut ist reich an Ballaststoffen schmeckt aufgewärmt besonders gut und verliert, wenn es gut gekühlt aufgehoben wurde, kaum an Geschmack oder Vitaminen.

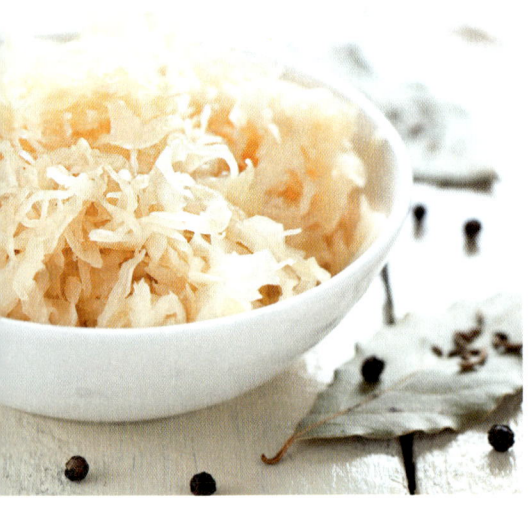

Grünkohl mit Maronen

Eine Portion enthält:
6 g E, 5 g F, 24 g KH = 170 kcal (720 kJ)
9 g Ballaststoffe, 1,5 BE

Zutaten für 6 Portionen

1 kg Grünkohl

Salz

500 g Schalotten

20 g Gänseschmalz oder 2 EL Rapsöl

400 ml Fleisch- oder Gemüsebrühe

250 g Maronen (fertig gegart, vakuumver-
packt oder Konserve)

Pfeffer

geriebene Muskatnuss

Zubereitung

1 Die Grünkohlblätter von den harten Rippen streifen, gründlich waschen und grob hacken. In kochendem Salzwasser 10 Minuten garen, abgießen und abtropfen lassen. Die Schalotten schälen und vierteln.

2 Gänseschmalz oder Öl in einem ausreichend großen Topf erhitzen und die Schalotten darin glasig dünsten. Grünkohl und Brühe zugeben und den Kohl zugedeckt 45 Minuten bei mittlerer Hitze garen.

3 Nach 40 Minuten die Maronen zugeben und erhitzen.

4 Den Grünkohl mit Salz, Pfeffer und Muskat abschmecken.

TIPPS

Wie alle anderen Kohlsorten kann man auch Grünkohl ohne Geschmacks- oder Nährstoffverluste aufwärmen. Wichtig dabei: Nach dem Garen schnell abkühlen und kalt stellen. Probieren Sie zur Abwechslung Grünkohl auch mal mit mageren Schinkenwürfelchen und getrockneten Steinpilzen, mit Apfel- oder Orangen- oder Grapefruitstückchen und Meerrettich oder mit Curry und Ingwer abgeschmeckt.

Ofenkartoffeln mit Kräutern

Eine Portion enthält:
4 g E, 6 g F, 31 g KH = 215 kcal (895 kJ)
3 g Ballaststoffe, 2,5 BE

Zutaten für 4 Portionen

1 kg mittelgroße Kartoffeln

1 Knoblauchzehe

3 Zweige Thymian (oder 1 TL getrockneter Thymian)

1 Zweig Rosmarin (oder 1 TL getrockneter Rosmarin)

1 EL Sesam

2–3 EL Olivenöl

Salz

Pfeffer

Zubereitung

1 Kartoffeln gut abbürsten und längs halbieren. Knoblauchzehe schälen und in feine Scheiben schneiden. Die Kräuter waschen und trocken schütteln, die Blättchen bzw. Nadeln abzupfen und grob hacken.

2 Kartoffeln, Knoblauch, Kräuter, Sesam und Öl in einer Schüssel gut durchmischen, dabei mit Salz und Pfeffer würzen.

3 Ein Backblech mit Backpapier belegen und die Kartoffeln darauf geben. Die Kartoffeln sollten möglichst nebeneinander liegen.

4 Im vorgeheizten Backofen bei 200 °C 30 bis 40 Minuten backen.

TIPP

Diese köstlich gebräunten Kartoffeln schmecken mit Quarkdipp und Salat auch als vegetarisches Hauptgericht. Dann reicht die Menge für 2 bis 3 Esser.

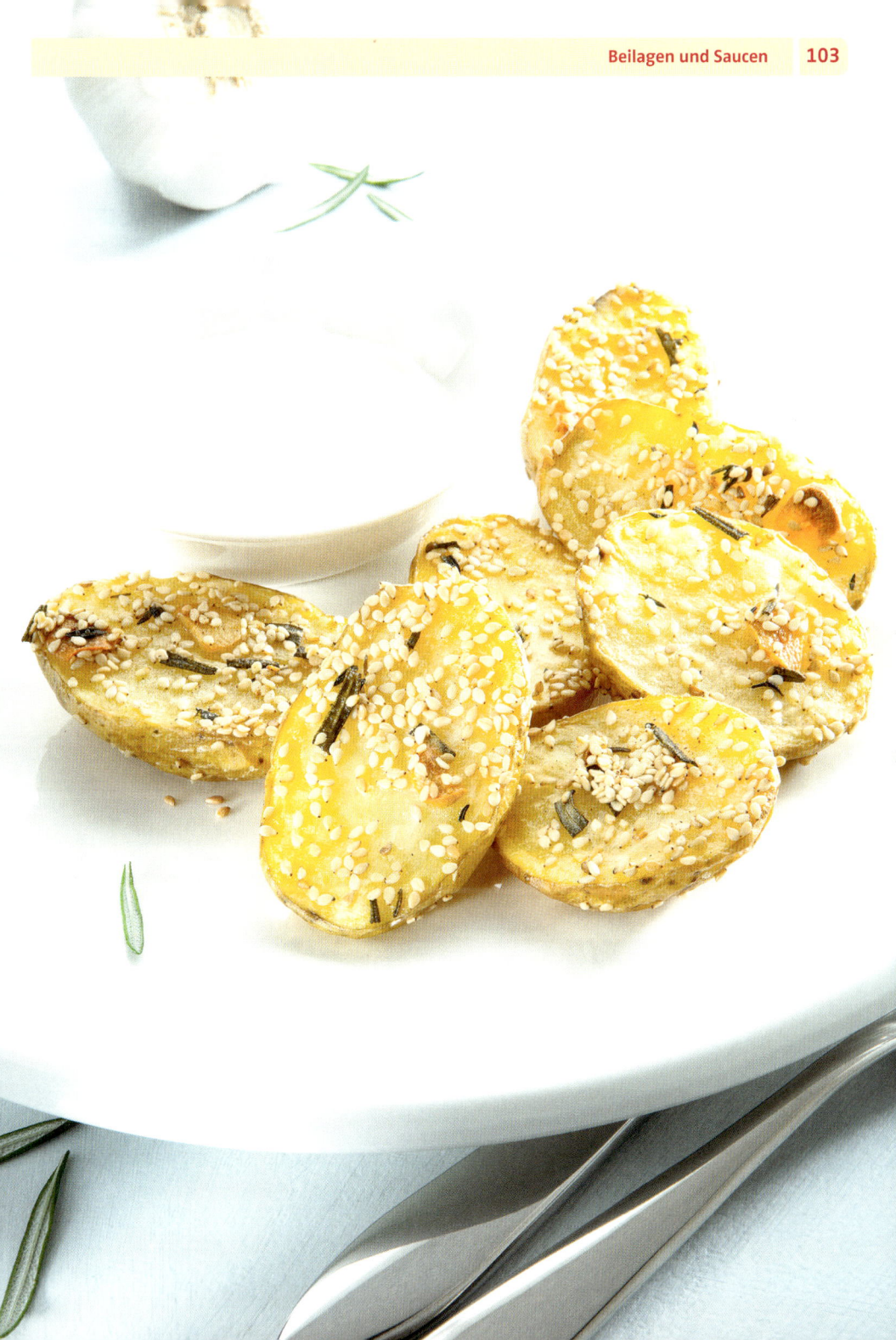

Knusprige Bratkartoffeln mit Rauke

Eine Portion enthält:
4 g E, 8 g F, 33 g KH = 236 kcal (987 kJ)
3 g Ballaststoffe, 2,5 BE

Zutaten für 1 Portion

250 g Kartoffeln

Salz

1 kleine Zwiebel

1 TL Rapsöl

Pfeffer

1 TL Pflanzenmargarine

1 kleine Handvoll Rauke

TIPP

Mit einer ausreichend großen, beschichteten Pfanne und etwas Geduld bräunen die beliebten Kartoffelscheiben auch ohne große Mengen Fett. Am besten geraten sie, wenn man ihnen viel Platz lässt und pro Portion eine Pfanne verwendet.

Zubereitung

1   Die Kartoffeln möglichst am Vortag als Pellkartoffeln in Salzwasser 20 Minuten garen, abgießen und kurz mit kaltem Wasser abspülen. Noch warm schälen und bis zum nächsten Tag kühl stellen, jedoch nicht im Kühlschrank aufbewahren.

2   Kartoffeln in 1 cm dicke Scheiben schneiden, Zwiebel schälen und in dünne Ringe schneiden.

3   Eine große beschichtete Pfanne erhitzen, das Öl darin mit einem Pinsel verteilen. Die Kartoffelscheiben möglichst nebeneinander in die Pfanne legen und bei mittlerer Hitze 5 bis 6 Minuten braten. Die Scheiben einzeln wenden und von der anderen Seite ebenfalls 5 bis 6 Minuten braten.

4   Die Kartoffeln mit Salz und Pfeffer würzen, die Zwiebelringe darauf geben und die Pflanzenmargarine zugeben. Die Pfanne rütteln, so dass sich die Margarine in der Pfanne verteilt.

5   Kartoffeln und Zwiebeln bei mittlerer Hitze weiter 5 Minuten garen und dabei einige Male wenden.

6   Die Rauke waschen, trocken schütteln und die Blättchen in Streifen schneiden. Rauke unter die fertigen Bratkartoffeln heben und sofort servieren.

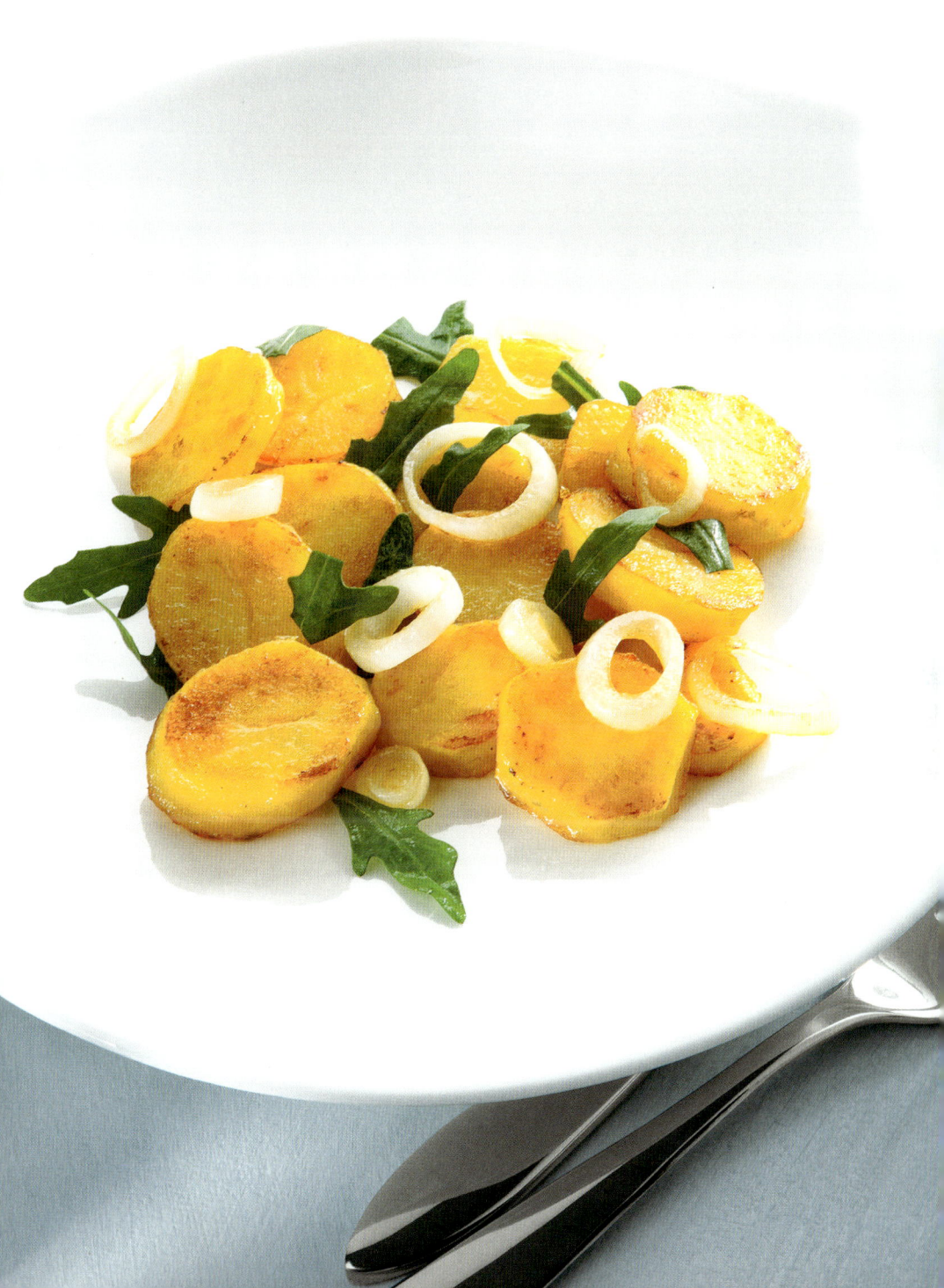

Kartoffel-Sellerie-Püree

Eine Portion (bei 3 Portionen) enthält:
4 g E, 4 g F, 20 g KH = 143 kcal (595 kJ)
5 g Ballaststoffe, 1,5 BE

Zutaten für 2–3 Portionen

400 Kartoffeln (am besten eine mehlig
kochende Sorte)

350 g Knollensellerie

Salz

100 ml fettarme Milch

1 EL Rapsöl

⅛ l Gemüsebrühe oder -fond

Pfeffer

Muskatnuss

½ Bund Petersilie

Zubereitung

1 Kartoffeln und Sellerie schälen und würfeln. In wenig Salzwasser 20 Minuten kochen, abgießen und abdampfen lassen. Mit dem Kartoffelstampfer zerkleinern.

2 Milch und Öl mit dem Kartoffel-Sellerie-Mus verrühren. Nach und nach die heiße Brühe unterrühren, bis das Püree die gewünschte Konsistenz hat. Mit Salz, Pfeffer und Muskat würzen. Petersilie hacken und drüberstreuen.

TIPP

Pures Kartoffelpüree lässt den Blutzucker schnell ansteigen. In diesem Rezept bremsen Sellerie und Rapsöl die Wirkung. Das Gericht gelingt auch mit Möhren, Kohlrabi oder Kürbis. Andere Gemüsesorten wie etwa Staudensellerie, Frühlingszwiebeln und grüne Erbsen gart man extra und hebt sie am Schluss unter die Kartoffeln. Lecker ist auch Kartoffelpüree mit klein geschnittenen Artischockenböden aus der Konserve und etwas frisch gepresstem Knoblauch.

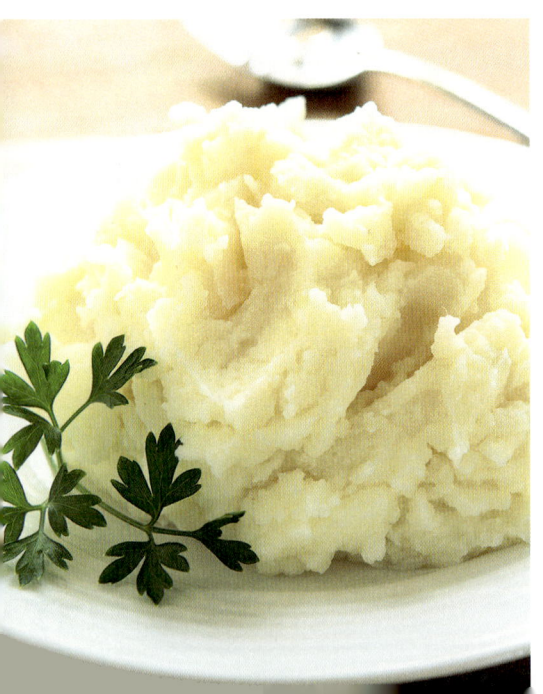

Erbsenpüree

Eine Portion enthält:
17 g E, 9 g F, 31 g KH = 278 kcal (1168 kJ)
12 g Ballaststoffe, 2,5 BE

Zutaten für 4 Portionen

300 g Trockenerbsen

1 Zwiebel

1 Lorbeerblatt

2 Gewürznelken

¼ TL getrockneter Majoran

½ TL getrockneter Thymian

40 g Pflanzenmargarine

evtl. ⅛ l Gemüsebrühe oder -fond

Salz

Pfeffer aus der Mühle

Zubereitung

1 Erbsen über Nacht in kaltem Wasser einweichen.

2 Die Zwiebel schälen und das Lorbeerblatt mit den Nelken darauf feststecken. Abgetropfte Erbsen, Gewürzzwiebel, Majoran und Thymian in einen großen Topf geben. Mit kaltem Wasser bedecken, aufkochen lassen und 1 Stunde bei milder Hitze köcheln.

3 Die Erbsen abtropfen lassen und mit dem Schneidstab oder im Mixer fein pürieren. Kalte Margarine stückchenweise einrühren und eventuell mit etwas Brühe glattrühren. Mit Salz und Pfeffer abschmecken.

TIPPS

Erbsenpüree ist eine feine, nachhaltig sättigende Beilage mit niedrigem glykämischen Index, die gut zu klassischen Fleisch- oder Wildgerichten schmeckt. Vegetarier essen sie zu Vollkornpfannkuchen und gebratenen Auberginen. Wer es gern deftig mag, richtet das Püree mit gerösteten Zwiebelringen an und isst Pellkartoffeln dazu.

Für Eilige: 600 g tiefgekühlte Erbsen und 2 gewürfelte Kartoffeln in wenig Brühe garen, pürieren und mit 4 EL Milch und eventuell etwas Brühe cremig rühren. Mit Salz und Pfeffer abschmecken, mit Kresse oder Schnittlauch bestreuen.

Grüner Risotto

Eine Portion enthält:
11 g E, 10 g F, 59 g KH = 394 kcal (1649 kJ)
4 g Ballaststoffe, 4,5 BE

Zutaten für 2 Portionen

1 kleine Zwiebel

1 Knoblauchzehe

1 kleine Zucchini (125 g)

3 Frühlingszwiebeln

1 EL Olivenöl

125 g Rundkornreis (z. B. Arborio oder Milchreis)

50 ml trockener Weißwein

400–500 ml Gemüsebrühe oder -fond

75 g Erbsen (tiefgekühlt)

1 EL saure Sahne

2 EL frisch geriebener italienischer Hartkäse (Parmesan oder Grana Padano)

Salz

Pfeffer

Zubereitung

1   Zwiebel und Knoblauchzehe schälen und fein hacken. Die Zucchini waschen und grob raspeln. Frühlingszwiebeln waschen, putzen und in dünne Ringe schneiden.

2   Das Öl in einem Topf andünsten, Reis zugeben und kurz mit andünsten. Den Wein zugießen und kochen lassen, bis er verdampft ist. So viel Brühe zufügen, dass der Reis eben bedeckt ist. Offen bei milder Hitze köcheln lassen, ab und zu umrühren. Nach und nach die übrige Brühe zugießen und dabei öfter umrühren.

3   Nach 20 bis 25 Minuten Erbsen und Zucchini unterrühren und zusammen 5 Minuten weitergaren, eventuell noch etwas Brühe unterrühren.

4   Frühlingszwiebeln, saure Sahne und geriebenen Käse unterrühren und eventuell mit etwas Salz und Pfeffer abschmecken. Sofort servieren.

Gemüsebulgur

Eine Portion enthält:
5 g E, 3 g F, 37 g KH = 203 kcal (852 kJ)
6 g Ballaststoffe, 3 BE

Zutaten für 4 Portionen

1 große Möhre

2 Zwiebeln

1 Knoblauchzehe

1 EL Rapsöl

200 g Bulgur

½ l Gemüsebrühe oder -fond

1 EL gehackte Petersilie

TIPPS

Die orientalische Küche liebt Bulgur seit Jahrhunderten. Sicher nicht zuletzt wegen des feinen Aromas und der für Getreide kurzen Garzeit. Für Bulgur wird Weizen eingeweicht, gekocht, getrocknet und grob zerkleinert. Das Verfahren ist dem von Parboiled-Reis sehr ähnlich, die Vitamine bleiben zum großen Teil erhalten. Probieren Sie ihn als Beilage zu Fisch-, Fleisch- und Gemüsegerichten oder als Suppeneinlage. Sogar als Dessert eignet sich Bulgur: In einer Mischung aus Wasser und Fruchtsaft (z. B. Apfelsaft) garen, mit frischen Früchten und ein paar Mandelsplittern mischen und mit einer Prise Zimt bestreuen.

Zubereitung

1 Möhre schälen und raspeln. Zwiebeln und Knoblauch schälen. Zwiebeln würfeln und mit der zerdrückten Knoblauchzehe und den Möhrenraspeln in heißem Öl in einem Topf andünsten.

2 Bulgur zugeben und kurz mitdünsten. Brühe zugießen und alles im geschlossenen Topf bei ganz milder Hitze 15 bis 20 Minuten ausquellen lassen.

3 Petersilie untermischen und dabei den Bulgur mit zwei Gabeln auflockern.

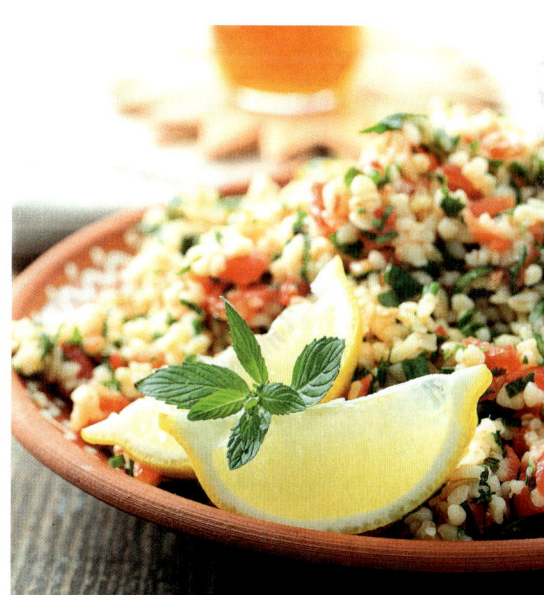

Helle Sauce

Eine Portion (bei 6 Portionen) enthält:
2 g E, 4 g F, 5 g KH = 62 kcal (262 kJ)
0 g Ballaststoffe, 0,5 BE

Zutaten für ½ l Sauce (4–6 Portionen)

2 EL Rapsöl

30 g Weizenvollkornmehl

200 ml fettarme Milch

300 ml Fleisch- oder Gemüsebrühe

Salz

Pfeffer

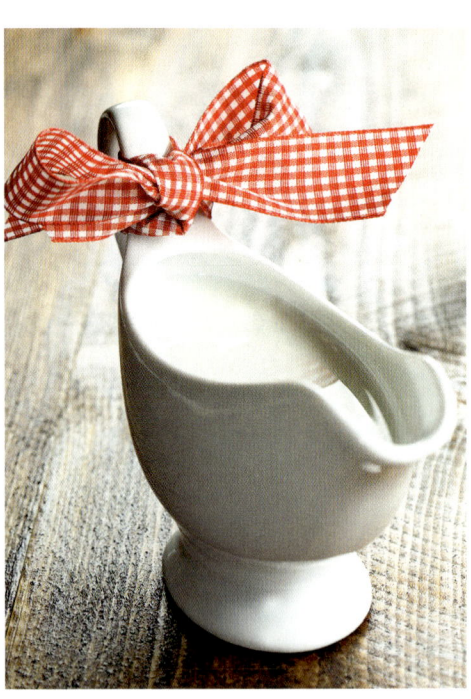

Zubereitung

1 Das Öl in einem Topf erhitzen, Mehl mit einem Schneebesen unterrühren und etwas anschwitzen lassen.

2 Die Milch auf einmal zugießen und unter ständigem Rühren erhitzen, bis die Sauce bindet. Dann die Brühe zugießen und wieder aufkochen lassen, dabei ständig rühren.

3 Die Sauce etwa 10 Minuten offen bei mittlerer Hitze kochen lassen, ab und zu umrühren. Danach mit wenig Salz und Pfeffer abschmecken.

TIPPS

Für den Vorrat die Sauce heiß in ein Schraubglas füllen, verschließen und in den Kühlschrank stellen. So hält sie sich etwa eine Woche.
Ein Vorrat ist ideal, denn diese Sauce ist unendlich wandelbar. Mit 1 bis 2 EL Senf gerät sie zur Senfsauce, mit 1 EL Currypulver zur Currysauce. 1 Hand voll gehackte Kräuter, 1 Schuss trockener Wein oder Wermut, 1 EL Tomatenmark, 1 Gläschen Kapern, etwas abgeriebene Zitronenschale oder 1 kräftige Prise Muskat geben der Sauce immer wieder einen neuen Charakter. Nimmt man statt 300 ml Brühe nur etwa 200 ml, gerät sie etwas dicker und eignet sich gut zum Überbacken von Fisch und Gemüse.

Joghurt-Hollandaise mit Kerbel

Eine Portion enthält:
6 g E, 14 g F, 2 g KH = 167 kcal (700 kJ)
0 g Ballaststoffe, 0 BE

Zutaten für 2 Portionen

10 Stiele Kerbel

1 Ei

1 Eigelb

1 TL Zitronensaft

½ TL Senf

8 EL Gemüsebrühe oder -fond

20 g Pflanzenmargarine

3 EL Naturjoghurt (1,5 % Fett)

Salz

weißer Pfeffer

Zubereitung

1 Den Kerbel waschen und trocken schütteln. Die zarten Blättchen von den Stielen zupfen und beiseite stellen.

2 Das Ei und das Eigelb mit Zitronensaft, Senf und Gemüsebrühe in einem kleinen Topf unter ständigem Rühren mit einem Schneebesen langsam erhitzen aber nicht aufkochen.

3 Sobald die Sauce etwas dickflüssig wird, die Pflanzenmargarine in zwei bis drei Portionen unter Rühren darin schmelzen lassen und danach den Joghurt Teelöffel für Teelöffel unterrühren. Die Sauce heiß werden lassen (nicht kochen) und mit Salz und Pfeffer würzen, dabei ständig weiterrühren. Den Kerbel unter die Sauce ziehen und sofort servieren.

TIPP

Die Sauce nicht in eine kalte Sauciere umfüllen – sie gerinnt dann sofort.

Dunkle Gemüsesauce

Eine Portion enthält:
1 g E, 4 g F, 3 g KH = 50 kcal (212 kJ)
1 g Ballaststoffe, 0 BE

Zutaten für 4 Portionen

½ Bund Suppengrün

1 Zwiebel

1 EL Rapsöl

1 TL Tomatenmark

½ l Gemüsebrühe oder -fond

2 Zweige frischer Thymian (oder ½ TL getrockneter)

Salz

Pfeffer

1 EL saure Sahne

Zubereitung

1 Möhre und Sellerie schälen und fein würfeln, Porree putzen, waschen und in halbe Ringe schneiden. Die Zwiebel schälen und würfeln.

2 Das Öl in einem Topf erhitzen und Zwiebeln, Möhren und Sellerie darin bei hoher Hitze unter ständigem Rühren 2 bis 3 Minuten anbraten und bräunen.

3 Porree, Tomatenmark und Thymian zugeben und weiter 2 bis 3 Minuten kräftig anrösten.

4 Einen Schuss Brühe zugeben und die Bratrückstände vom Topfboden mit dem Kochlöffel ablösen. Die restliche Brühe zugeben, aufkochen und bei kleiner Hitze zugedeckt 15 Minuten garen.

5 Die Sauce pürieren und mit Salz und Pfeffer abschmecken. Sollte die Sauce zu dick geraten sein, mit etwas Gemüsebrühe aufgießen. Saure Sahne zugeben und noch einmal kurz pürieren.

Leichte Knoblauchcreme

Eine Portion enthält:
1 g E, 3 g F, 7 g KH = 63 kcal (265 kJ)
0 g Ballaststoffe, 0,5 BE

Zutaten für 4 Portionen

1 gekochte Kartoffel vom Vortag (100 g)

1–2 Knoblauchzehen

100 g Salatcreme (10 % Fett)

100 g Naturjoghurt (1,5 % Fett)

Salz

Pfeffer

2–3 TL Zitronensaft

Zubereitung

1 Die Kartoffel durch eine Presse in eine Schüssel drücken oder mit einer Gabel sehr fein zerkleinern.

2 Knoblauch schälen und die Zehen fein hacken. Knoblauch, Salatcreme und Joghurt zu der Kartoffel geben und gut verrühren, dabei mit Salz, Pfeffer und Zitronensaft abschmecken und 10 bis 15 Minuten durchziehen lassen.

TIPP

Diese würzige Creme ist eine leichte Alternative zur fettreichen Aioli. Sie passt zu Fischgerichten und eignet sich als Dip und als Grillsauce.

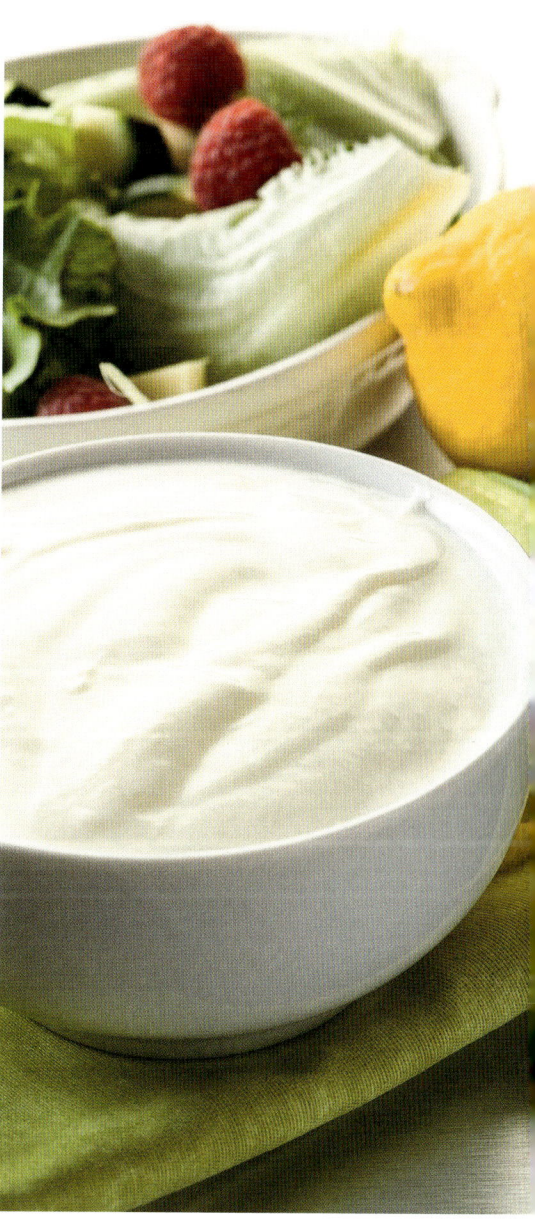

Fruchtige Tomatensauce

Eine Portion enthält:
2 g E, 5 g F, 7 g KH = 93 kcal (388 kJ)
3 g Ballaststoffe, 0 BE

Zutaten für 2 Portionen

500 g Tomaten

1 kleine Zwiebel

1 Knoblauchzehe

1 EL Olivenöl

3–4 Stiele Basilikum

Salz

Pfeffer

Zucker

Zubereitung

1 Tomaten waschen, den Stielansatz herausschneiden und würfeln. Zwiebel und Knoblauchzehe schälen und fein würfeln.

2 Olivenöl in einem Topf erhitzen, Zwiebeln und Knoblauch darin 3 bis 4 Minuten glasig dünsten. Die Tomaten zugeben, einmal aufkochen und dann im offenen Topf bei mittlerer Hitze etwa 15 Minuten einkochen lassen, bis eine leicht sämige Tomatensauce entstanden ist. Zwischendurch ab und zu umrühren.

3 In der Zwischenzeit das Basilikum waschen, trocken schütteln und in Streifen schneiden. Die Sauce mit Salz, Pfeffer und einer Prise Zucker abschmecken, das Basilikum unterziehen und sofort servieren.

TIPP

Für eine besonders würzige Tomatensauce zusammen mit den Zwiebeln 1 TL Fenchelsaat andünsten, für eine scharfe Variante ¼ TL Chiliflocken untermischen.

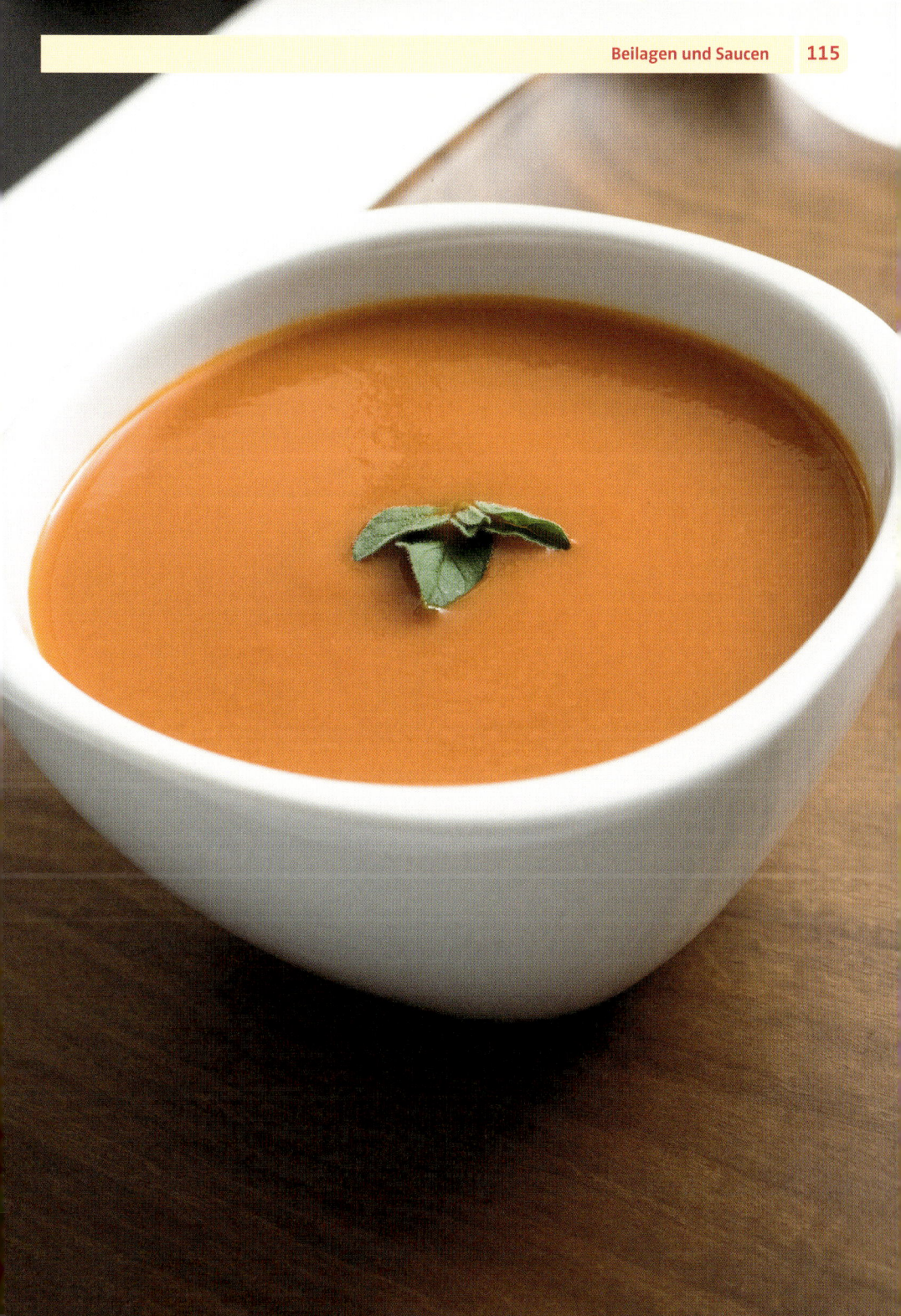

PIZZA UND PASTA

Spaghetti Bolognese

Eine Portion enthält:
37 g E, 15 g F, 70 g KH = 573 kcal (2400 kJ)
16 g Ballaststoffe, 5 BE

Zutaten für 2 Portionen

1 Zwiebel

1 Knoblauchzehe

1 kleines Bund Suppengrün

200 g Vollkornspaghetti

Salz

1 EL Olivenöl

150 g Beefsteakhack

1 Dose Tomatenstücke (400 g)

Pfeffer

Zucker

Italienische Kräuter (TK oder getrocknet)

4 EL frisch geriebener Parmesan

Zubereitung

1 Zwiebel und Knoblauchzehe schälen und würfeln. Das Suppengrün putzen, Möhre und Sellerie schälen und fein würfeln, Porree in feine Ringe schneiden.

2 Spaghetti nach Packungsanweisung in kochendem Salzwasser garen. Öl in einer Pfanne erhitzen und das Hackfleisch darin krümelig anbraten.

3 Zwiebeln, Knoblauch und Gemüse zugeben und 2 Minuten glasig dünsten. Die Tomatenstückchen zugeben und bei mittlerer Hitze 10 bis 15 Minuten offen garen und einkochen.

4 Die Sauce mit Salz, Pfeffer, einer Prise Zucker und italienischen Kräutern abschmecken und mit den Nudeln anrichten. Parmesan dazu reichen.

TIPP

Vollkornnudeln gibt es in sehr unterschiedlicher Qualität zu kaufen. Probieren Sie die einzelnen Marken, um Ihre Lieblingssorte zu finden. Es lohnt sich wegen des deutlich höheren Ballaststoffgehaltes.

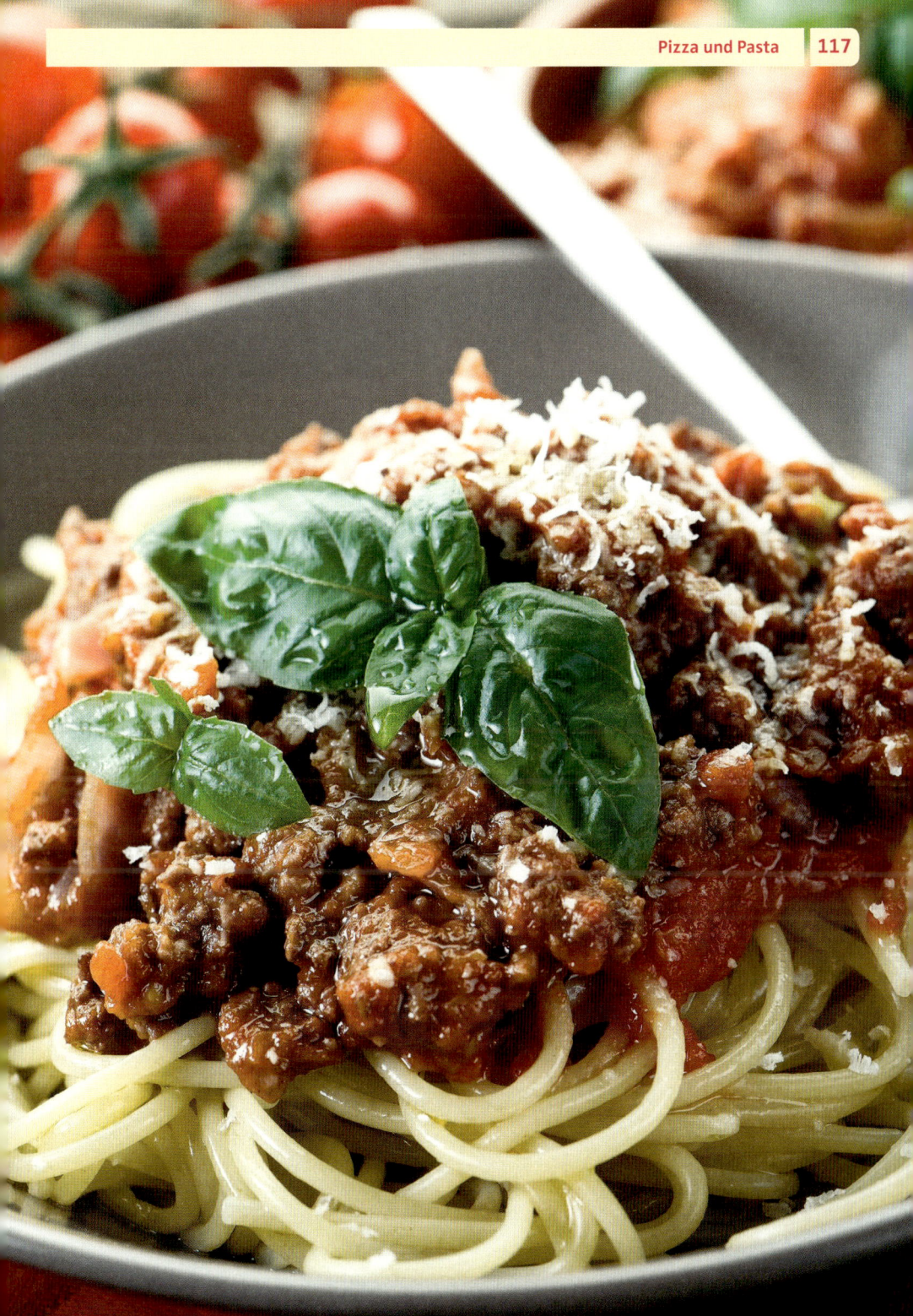

Pasta al arrabiata

Eine Portion enthält:
24 g E, 14 g F, 84 g KH = 578 kcal (2420 kJ)
18 g Ballaststoffe, 6 BE

Zutaten für 2 Portionen

1 große Zwiebel

2 Knoblauchzehen

500 g Tomaten

1 rote Chilischote

2 EL Olivenöl

50 g magere Schinkenwürfel

Salz

Pfeffer

Zucker

250 g kurze Vollkornnudeln (z. B. Penne)

3 Stiele Petersilie

Zubereitung

1 Zwiebeln und Knoblauch schälen. Zwiebeln würfeln, Knoblauch in dünne Scheiben schneiden. Tomaten vierteln, den Stielansatz herausschneiden und grob würfeln. Chilischote Putzen und in Ringe schneiden.

2 Öl in einem Topf erhitzen, Zwiebeln 2 bis 3 Minuten glasig dünsten. Knoblauch, Chili, Tomaten und Schinkenwürfel zugeben und offen bei milder Hitze 15 Minuten garen und einkochen. Mit Salz, Pfeffer und einer Prise Zucker abschmecken.

3 Inzwischen die Nudeln in Salzwasser nach Packungsanweisung garen.

4 Nudeln abgießen, unter die Sauce heben und mit gehackter Petersilie bestreut servieren.

TIPP

Außerhalb der Saison, wenn es keine aromatischen Tomaten zu kaufen gibt, sind Tomatenstücke aus der Dose eine gute Alternative.

Spaghetti Carbonara

Eine Portion enthält:
33 g E, 14 g F, 76 g KH = 574 kcal (2400 kJ)
14 g Ballaststoffe, 6,5 BE

Zutaten für 2 Portionen

250 g Vollkornspaghetti

Salz

2 Eier

50 g magere Schinkenwürfel

4 EL frisch geriebener Parmesan oder Grana
Padano

grob gemahlener schwarzer Pfeffer

TIPP

Frisch gerieben schmecken die typischen
italienischen Käsesorten Parmigiano Reggiano
und Grana Padano besonders aromatisch. Schon
kleine Mengen sorgen für volles Käsearoma.

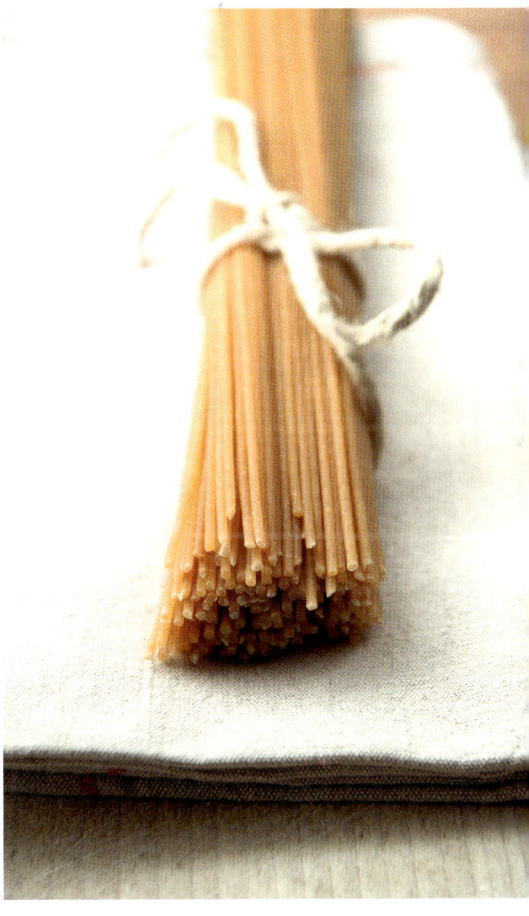

Zubereitung

1 Spaghetti nach Packungsanweisung in
Salzwasser garen.

2 Eier, Schinkenwürfel und den Parmesan in einer Schüssel verquirlen.

3 Die Spaghetti abgießen, das Nudelwasser auffangen. 5 bis 6 EL Nudelwasser zur
Eiermischung rühren.

4 Heiße Spaghetti und die Eiermischung
zurück in den Topf geben und kurz erwärmen, aber nicht kochen lassen, sonst
flockt das Ei aus. Eventuell noch etwas Nudelwasser unterrühren und sofort servieren. Mit grob gemahlenem Pfeffer bestreu-
en.

Gemüse-Pasta mit Knoblauch-Garnelen

Eine Portion enthält:
34 g E, 19 g F, 70 g KH = 598 kcal (2504 kJ)
16 g Ballaststoffe, 5 BE

Zutaten für 2 Portionen

1 Zwiebel

2 Knoblauchzehen

2 Möhren

2–3 Stangen Staudensellerie

100 ml Gemüsebrühe

200 g Vollkornnudeln (z. B. feine Bandnudeln)

Salz

3 EL Olivenöl

200 g küchenfertige Garnelen

Pfeffer

Zubereitung

1 Zwiebel und Knoblauch schälen, die Zwiebel fein würfeln, Knoblauch in Scheiben schneiden. Möhren schälen, Staudensellerie putzen und beides fein würfeln.

2 Zwiebel-, Möhren- und Selleriewürfel in der Gemüsebrühe etwa 6 bis 8 Minuten knackig garen.

3 Nudeln nach Packungsanweisung in Salzwasser garen.

4 Das Öl in einer beschichteten Pfanne erhitzen, Knoblauch und Garnelen zugeben. Die Garnelen von beiden Seiten je 1 Minute garen, mit Salz und Pfeffer würzen.

5 Nudeln abgießen und mit Gemüse und Knoblauch-Garnelen in einer vorgewärmten Schüssel mischen. Eventuell mit Salz und Pfeffer nachwürzen.

TIPP

Sie mögen es gern scharf? Dann dünsten Sie zusammen mit den Garnelen und dem Knoblauch eine halbe fein gewürfelte Chilischote an.

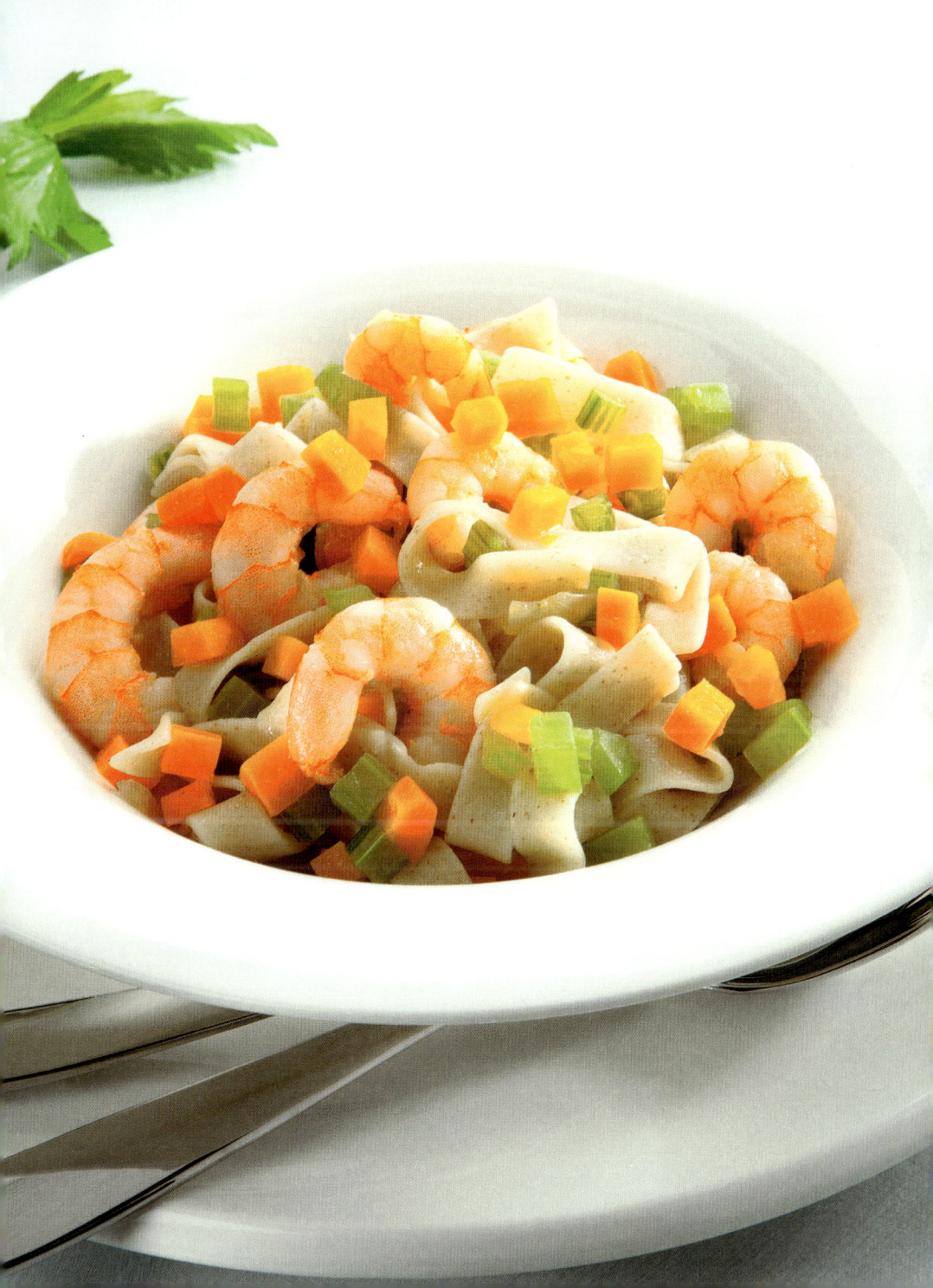

Käsespätzle

Eine Portion enthält:
31 g E, 14 g F, 58 g KH = 500 kcal (2091 kJ)
5 g Ballaststoffe, 4,5 BE

Zutaten für 2 Portionen

150 g Dinkelmehl Type 630

Salz

2 Eier

ca. 100 ml Mineralwasser

250 g Zwiebeln

50 ml Gemüsebrühe

Pfeffer

100 g geriebener Käse (30 % F.i.Tr)

Zubereitung

1 Mehl und ½ TL Salz mit den Eiern und der Hälfte des Mineralwassers in eine Schüssel geben und mit den Knethaken des Handrührers kräftig verrühren. Nach und nach esslöffelweise soviel Mineralwasser zugeben bis der Teig fest und elastisch ist. Den Teig 10 bis 15 Minuten ruhen lassen.

2 Zwiebeln schälen und in halbe Ringe schneiden. Gemüsebrühe aufkochen und die Zwiebeln darin bei mittlerer Hitze 15 bis 20 Minuten zugedeckt garen. Mit Salz und Pfeffer würzen.

3 Salzwasser in einem großen Topf aufkochen und eine Hälfte vom Spätzleteig durch eine Spätzlepresse direkt in das Wasser pressen. Einmal aufkochen lassen und die Spätzle in eine flache Auflaufform geben. Die Zwiebeln darauf verteilen.
Die zweite Hälfte Spätzle garen und in der Auflaufform verteilen, mit dem geriebenen Käse bestreuen.

4 Im vorgeheizten Backofen bei 200 °C 20 Minuten überbacken, eventuell in den letzten 3 bis 4 Minuten den Backofengrill zuschalten. Dazu passt ein gemischter, bunter Salat.

Pizza Funghi

Zutaten für 2 Portionen

175 g Dinkelmehl Type 630 und etwas Mehl zum Ausrollen

½ Päckchen Trockenbackhefe

Salz

2 EL Olivenöl

1 kleine rote Zwiebel

1 Knoblauchzehe

Blättchen von 1 Stiel Oregano (oder ½ TL getrocknete Blättchen)

½ Dose Tomatenstücke (200 g)

Pfeffer

150 g Champignons

75 g geriebener Käse (30 % F.i.Tr.)

Zubereitung

1 Mehl, Hefe, ½ TL Salz, Öl und 100 ml lauwarmes Wasser in eine Schüssel geben und mit den Knethaken des Handmixers zu einem glatten Teig kneten. Zugedeckt an einem warmen Ort zur doppelten Größe aufgehen lassen.

2 Den Backofen auf 225 °C vorheizen. Zwiebel und Knoblauch schälen, Knoblauch fein würfeln, die Zwiebel in dünne Ringe schneiden. Knoblauch und Oregano zu den Tomaten geben und die Sauce mit Salz und Pfeffer abschmecken. Die Champignons putzen, den Stielansatz abschneiden und die Pilze in dünne Scheiben schneiden.

3 Den Teig einmal durchkneten und auf einer bemehlten Arbeitsfläche zu einer großen oder zwei kleinen Pizzen dünn ausrollen und auf ein mit Backpapier belegtes Blech legen. Mit Tomatensauce bestreichen und mit den Champignons und Zwiebelringen belegen.

4 Käse gleichmäßig auf die Pizza streuen, das Backblech auf der 2. Schiene von unten in den Backofen schieben und etwa 15 bis 20 Minuten backen.

TIPP

Abwandlung: Statt Champignons können Sie die Pizza natürlich auch mit anderen Gemüsesorten belegen. Paprika, Maiskörner oder kleingeschnittene Artischockenböden aus der Konserve, abgetropfter und kleingehackter Spinat und Tomatenscheiben eignen sich besonders gut. Zusätzlich schmecken ein paar Streifen Kochschinken, abgetropfter Thunfisch, Muscheln oder Garnelen auf der Pizza. Besondere Würze erhält die italienische Spezialität mit Kapern, wenigen Sardellen oder reichlich frischen Kräutern. Sparsamer Umgang empfiehlt sich bei Oliven, Sardellen, Salami und Käse.

Knuspriges Pizzabrot mit Räucherlachs

Eine Portion enthält:
26 g E, 23 g F, 69 g KH = 600 kcal (2512 kJ)
5 g Ballaststoffe, 5,5 BE

Zutaten für 2 Portionen

175 g Dinkelmehl Type 630 und etwas Mehl zum Ausrollen

½ Päckchen Trockenbackhefe

Salz

2 EL Olivenöl

3–4 Lauchzwiebeln

100 g Frischkäse (13 % Fett)

1 Bio-Zitrone

Pfeffer

100 g Räucherlachs

½ Bund Dill

Zubereitung

1   Mehl, Hefe, ½ TL Salz, Öl und 100 ml lauwarmes Wasser in eine Schüssel geben und mit den Knethaken des Handmixers zu einem glatten Teig kneten. Zugedeckt an einem warmen Ort zur doppelten Größe aufgehen lassen.

2   Den Backofen auf 225 °C vorheizen. Lauchzwiebeln waschen, putzen und in Ringe schneiden. Frischkäse mit 1 EL Zitronensaft und 2 TL abgeriebener Zitronenschale verrühren, mit Salz und Pfeffer würzen. Den Lachs in Streifen schneiden, die zarten Dillspitzen von den Zweigen streifen.

3   Den Teig durchkneten und auf einer bemehlten Arbeitsfläche zu einer großen oder zwei kleinen Pizzen dünn ausrollen und auf ein mit Backpapier belegtes Blech legen. Das Backblech auf der 2. Schiene von unten in den Ofen schieben und die Pizzaböden 10 bis 12 Minuten vorbacken.

4   Den Frischkäse auf den vorgebackenen Teig streichen und weiter 3 bis 5 Minuten backen. Lachsstreifen und Dill auf der Pizza verteilen und sofort servieren.

TIPP

Bei modernen Backöfen die Pizzastufe einstellen. Durch die Kombination von Umluft und Unterhitze gerät das pikante Gebäck besonders knusprig.

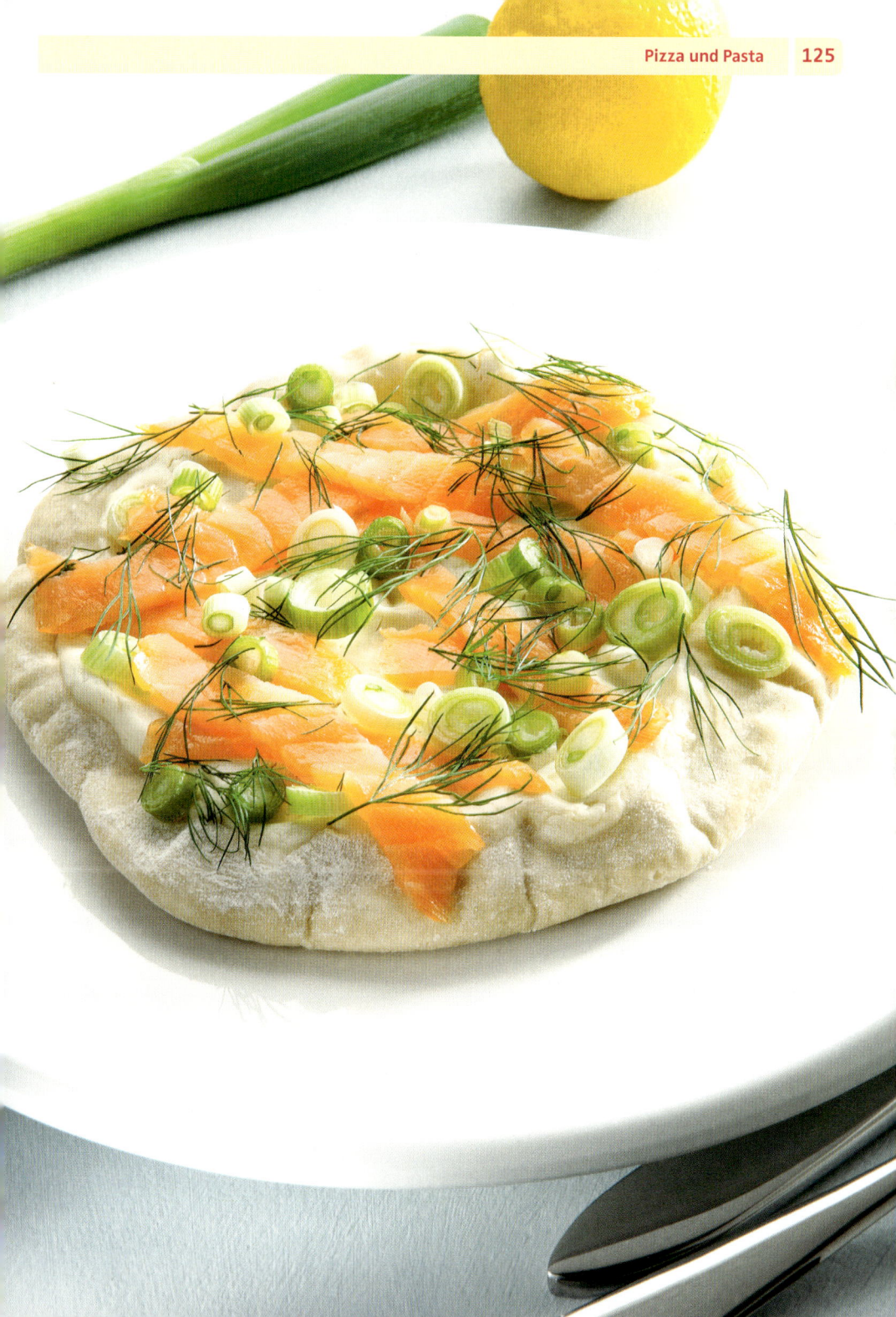

Spinat-Calzone

Eine Portion enthält:
27 g E, 28 g F, 68 g KH = 640 kcal (2680 kJ)
5 g Ballaststoffe, 5,5 BE

Zutaten für 2 Portionen

175 g Dinkelmehl Type 630 und etwas Mehl
zum Ausrollen

½ Päckchen Trockenbackhefe

Salz

2 EL Olivenöl

100 g aufgetauter TK-Blattspinat

100 g Kochschinken in Scheiben

150 g Ricotta (ersatzweise Frischkäse
13 % Fett)

1 Ei

4 EL frisch geriebener Parmesan oder Grana
Padano

Pfeffer

4 EL Tomatenstücke (Dose)

Blättchen von 1 Stiel Thymian (oder ½ TL
getrocknete Blättchen)

Zubereitung

1   Mehl, Hefe, ½ TL Salz, Öl und 100 ml
lauwarmes Wasser in eine Schüssel geben
und mit den Knethaken des Handmixers
zu einem glatten Teig kneten. Zugedeckt
an einem warmen Ort zur doppelten Größe aufgehen lassen.

2   Den Spinat mit einem großen Messer
fein hacken und mit den Händen gut ausdrücken. Den Kochschinken würfeln, zusammen mit dem Spinat, Ricotta, Ei und
Parmesan in einer Schüssel vermengen,
mit Salz und Pfeffer würzen.

3   Den Backofen auf 225 °C vorheizen.
Den Teig einmal durchkneten und auf einer bemehlten Arbeitsfläche zu zwei Pizzen dünn ausrollen und auf ein mit Backpapier belegtes Blech legen. Die Füllung
auf je einer Hälfte der Pizzen verteilen,
den Teig darüber klappen und die Ränder
mit den Zinken einer Gabel fest andrücken.

4   Pizzatomaten mit etwas Salz und Pfeffer und den Thymianblättchen würzen
und auf den zugeklappten Teigtaschen
verteilen. Das Backblech mit den Pizzata-
schen auf der 2. Schiene von unten in den
Backofen schieben und etwa 20 bis 25 Minuten backen.

Flammkuchen mit Parmaschinken und Rucola

Eine Portion enthält:
23 g E, 17 g F, 50 g KH = 453 kcal (1893 kJ)
3 g Ballaststoffe, 4 BE

Zutaten für 2 Portionen

125 g Dinkelmehl Type 630 und etwas Mehl zum Ausrollen

Salz

1 EL Olivenöl

6 EL Buttermilch

½ Päckchen Trockenbackhefe

1 kleine Zucchini (125 g)

75 g saure Sahne

Grob gehackte Nadeln von 1 kleinen Zweig Rosmarin (oder ½ TL getrockneter Rosmarin)

Pfeffer

½ kleines Bund Rucola (30 g)

6 hauchdünne Scheiben Parma- oder San-Daniele-Schinken (100 g)

Zubereitung

1 Mehl, ¼ TL Salz, Olivenöl, Buttermilch und Hefe in eine Schüssel geben und mit den Knethaken des Handmixers zu einem glatten Teig kneten. Zugedeckt an einem warmen Ort 30 bis 60 Minuten aufgehen lassen.

2 Zucchini putzen und grob raspeln. Saure Sahne mit Zucchiniraspeln und Rosmarin verrühren und mit wenig Salz und Pfeffer würzen. Rucola waschen, putzen und in Streifen schneiden.

3 Das Backblech in den Backofen schieben und den Ofen mit dem Blech auf 240 °C vorheizen.

4 Den Teig einmal durchkneten und auf einer bemehlten Arbeitsfläche zu sehr dünnen, länglichen Fladen ausrollen und auf ein Backpapier legen. Die Sahne-Zucchini-Mischung darauf streichen. Das Backpapier auf das heiße Backblech ziehen und die Flammkuchen auf der zweiten Schiene von unten 7 bis 8 Minuten knusprig backen.

5 Mit Parmaschinken und Rucolastreifen belegen und sofort servieren.

Gemüse-Quiche

Eine Portion enthält:
28 g E, 16 g F, 52 g KH = 476 kcal (1992 kJ)
5 g Ballaststoffe, 4 BE

Zutaten für 4 Portionen

200 g Dinkelmehl Type 630 und etwas Mehl
zum Ausrollen

50 g feine Haferflocken

½ Päckchen Backpulver

Salz

125 g Magerquark

5 Eier

250 ml fettarme Milch

1 EL Rapsöl für die Form

1 Paprikaschote

1 Zucchini

200 g Kirschtomaten

50 g fein geriebener würziger Emmentaler
oder Bergkäse

1 Bund Schnittlauch

Pfeffer

geriebene Muskatnuss

Zubereitung

1   Mehl mit Backpulver, ½ TL Salz, Quark,
1 Ei und 5 EL Milch in eine Schüssel geben
und mit den Knethaken zu einem glatten
Teig verarbeiten. Auf einer bemehlten Arbeitsfläche ausrollen und eine gefettete
Tarte- oder Springform (28 cm Durchmesser) damit auslegen, dabei einen etwa 3 bis
4 cm hohen Rand formen.

2   Paprika, Zucchini und Tomaten waschen und trockenreiben. Die Kerne aus
der Paprika entfernen und das Fruchtfleisch würfeln, Zucchini in dünne Scheiben schneiden, Tomaten halbieren.

3   Die restlichen Eier mit der restlichen
Milch und dem geriebenen Käse verrühren. Den Schnittlauch waschen, trocken
schütteln, in Röllchen schneiden und zur
Eiermilch geben. Mit Salz, Pfeffer und geriebener Muskatnuss würzen.

4   Das Gemüse auf dem Teig verteilen, Eiermilch darüber gießen und den Gemüse-
kuchen im vorgeheizten Backofen bei
180 °C auf der mittleren Einschubleiste 40
bis 45 Minuten backen. Eventuell am
Ende der Garzeit mit einem Stück Alufolie
abdecken, damit die Quiche nicht zu dunkel bräunt.

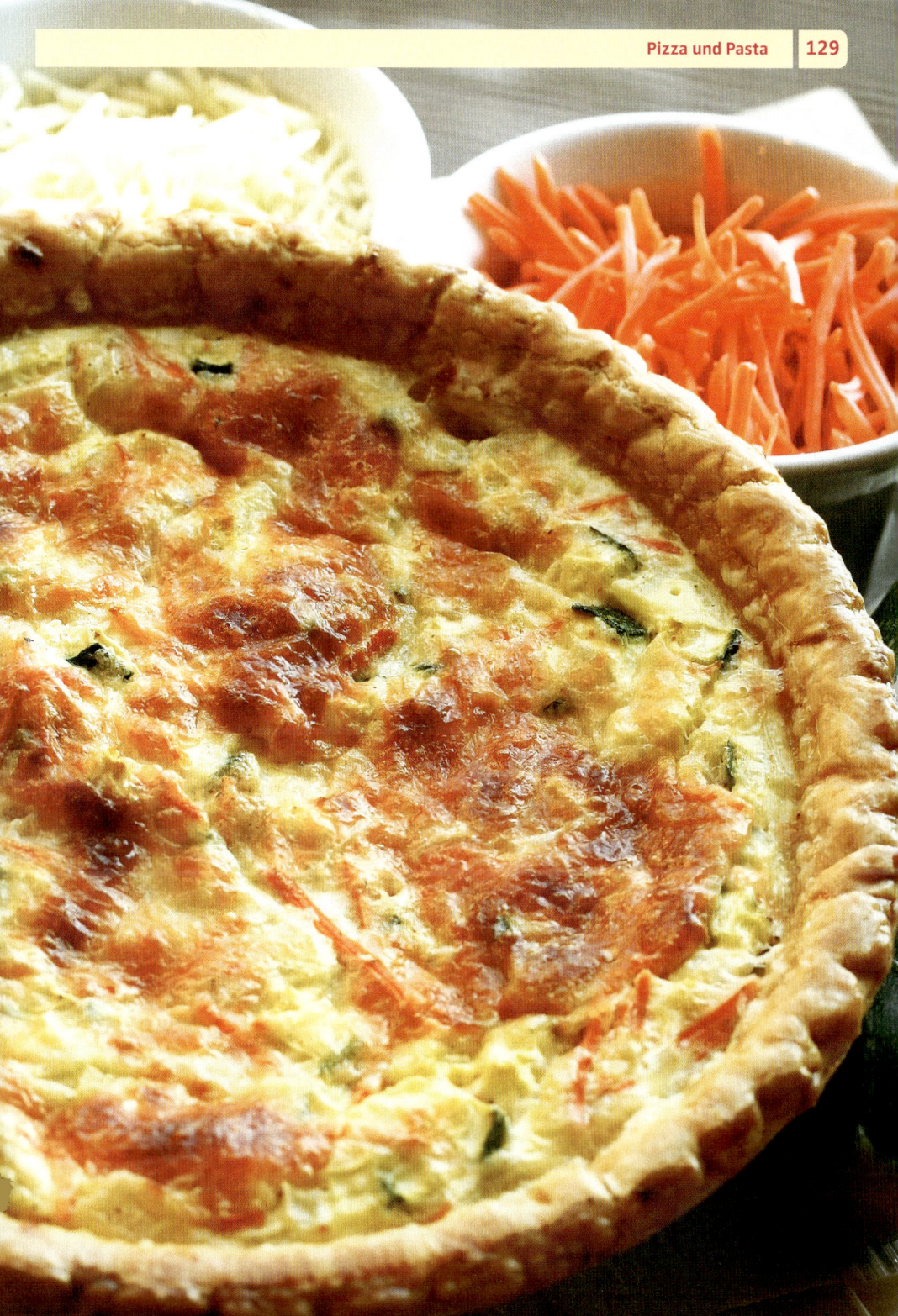

DESSERTS UND GEBÄCK

Apfelkompott

Eine Portion enthält:
0 g E, 0 g F, 25 g KH = 108 kcal (453 kJ)
3 g Ballaststoffe, 2 BE

Zutaten für 12 Portionen

5 EL Zitronensaft

2 kg Äpfel

2 EL Gelierzucker 3:1

flüssiger Süßstoff

Zubereitung

1 Zitronensaft und ¼ l Wasser in eine große Schüssel geben. Die Äpfel schälen, vierteln und die Kerngehäuse herausschneiden. Die Apfelviertel grob würfeln und in das Zitronenwasser geben, damit sie nicht braun anlaufen.

2 Apfelviertel mit dem Wasser und Gelierzucker in einen Topf geben, aufkochen und zugedeckt bei milder Hitze garen, bis die Äpfel weich sind. Das dauert etwa 5 bis 10 Minuten.

3 Die Äpfel mit Süßstoff abschmecken. Für ein Apfelmus die Äpfel pürieren oder durch ein Sieb streichen.

TIPPS

Das Apfelkompott oder -mus können Sie gleich kochendheiß in gut ausgewaschene Twist-off-Gläser füllen und fest zuschrauben. Vergewissern Sie sich am nächsten Tag, dass die Gläser fest schließen und lagern Sie das Apfelmus im Kühlschrank. So hält es sich etwa 3 Monate.

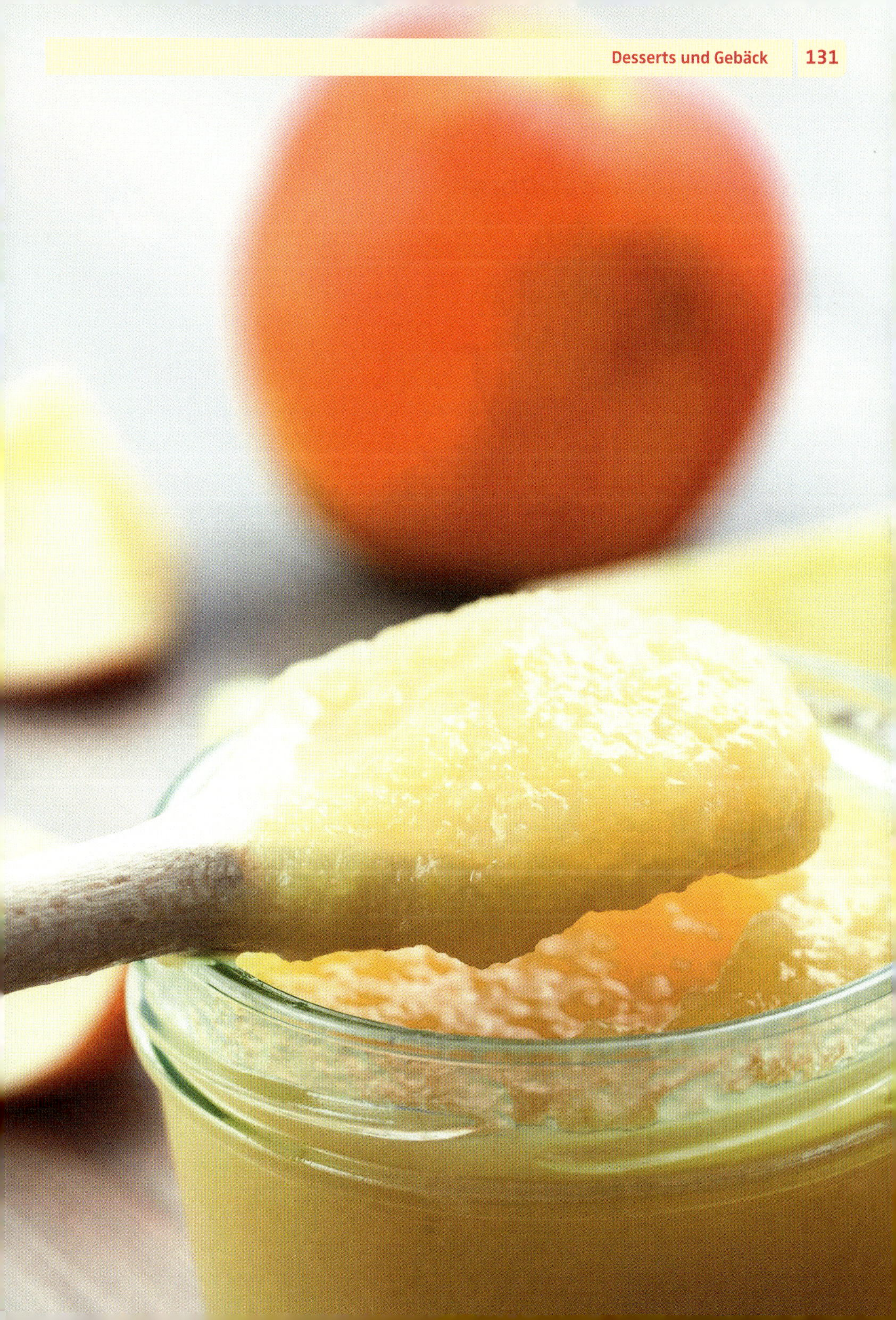

Porridge – süßer Haferbrei

Eine Portion enthält:
4 g E, 2 g F, 14 g KH = 95 kcal (397 kJ)
2 g Ballaststoffe, 1 BE

Zutaten für 2 Portionen

4 gehäufte EL Haferflocken

1 Prise Salz

100 ml fettarme Milch

flüssiger Süßstoff

Zubereitung

1 Haferflocken mit Salz in einem Topf geben. Mit 300 ml Wasser verrühren. Bei kleiner Hitze unter Rühren zum Kochen bringen.

2 Nach 1 Minute von der Kochstelle nehmen und zugedeckt 5 Minuten quellen lassen. Milch mit Süßstoff abschmecken. Haferbrei auf zwei tiefe Teller geben und die Milch darüber gießen.

TIPP

Menschen, die unter Heuschnupfen leiden, vertragen rohe Flocken und Müslis oft nicht sehr gut. Es lohnt die gegarten Varianten auszuprobieren, weil durch das Kochen Allergene entschärft werden. Gekochtes Müsli und Haferbrei sind auch magenschmeichelnde Alternativen für alle, die nicht so gern rohes Getreide essen.

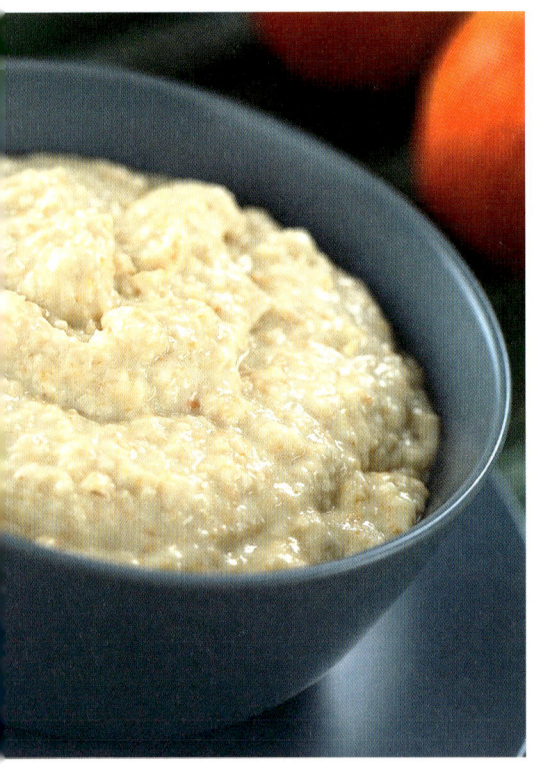

Rote Grütze

Eine Portion enthält:
1 g E, 0 g F, 20 g KH = 107 kcal (450 kJ)
5 g Ballaststoffe, 2 BE

Zutaten für 4 Portionen

600 g frische oder tiefgekühlte Beeren
(z. B. Himbeeren, Erdbeeren, Johannisbeeren,
Stachelbeeren)

250 ml Kirschsaft

25 g Stärke

flüssiger Süßstoff

TIPPS

Für farbliche Abwechslung auf dem Tisch statt
der roten auch mal grüne oder gelbe Grütze
servieren. Für grüne Grütze verwenden Sie Kiwi,
Stachelbeeren, Weintrauben und Netzmelone.
Gelbe Grütze wird aus Pfirsichen, Aprikosen,
Mango und Passionsfrucht zubereitet. Statt
Kirschsaft verwenden Sie Apfel- oder Trauben-
saft.

Zubereitung

1 Frische Früchte waschen und putzen,
die Erdbeeren je nach Größe halbieren
oder vierteln.

2 200 ml Kirschsaft in einem Topf aufko-
chen. Die Stärke mit dem restlichen kalten
Saft glatt rühren und in den kochenden
Saft einrühren.

3 Die Früchte ebenfalls zugeben und einmal aufkochen lassen. Zum Abkühlen in
eine Schüssel füllen, wenn die Grütze lauwarm ist, mit dem Süßstoff abschmecken.

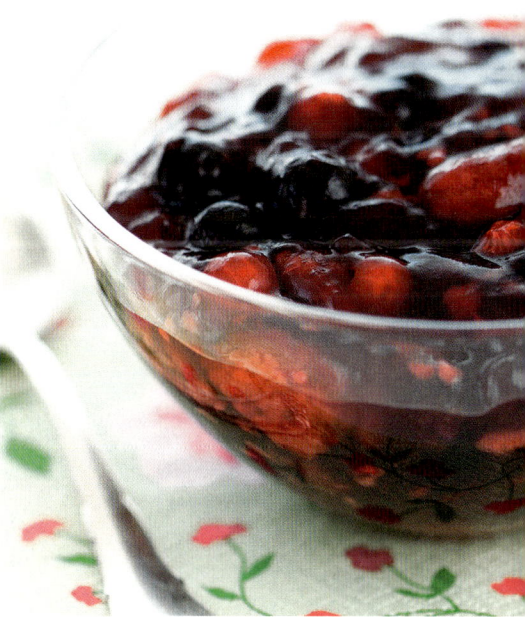

Mandelcrêpes

Eine Portion (bei 3 Portionen) enthält:
12 g E, 12 g F, 24 g KH = 256 kcal (1070 kJ)
4 g Ballaststoffe, 2 BE

Zutaten für 2–3 Portionen

2 EL Mandelblättchen

100 g Weizenvollkornmehl

2 Eier

200 ml fettarme Milch

3–4 TL Rapsöl

Zubereitung

1 Die Mandelblättchen in einer kleinen, beschichteten Pfanne bei mittlerer Hitze 2 bis 3 Minuten goldgelb rösten. Zum Abkühlen auf einen Teller geben und die Pfanne mit etwas Küchenpapier auswischen.

2 Mehl, Eier und Milch verquirlen und 10 Minuten zum Ausquellen beiseite stellen. Die beschichtete Pfanne mit etwas Öl auspinseln und 2 bis 3 EL Teig in der Pfanne verteilen. Bei mittlerer Hitze von jeder Seite 1 bis 2 Minuten backen, kurz vor dem Wenden ein paar Mandelblättchen auf der noch leicht feuchten Oberfläche verteilen.

3 Den fertigen Crêpe aus der Pfanne heben, zweimal falten, so dass ein Viertelkreis entsteht und auf einem Teller im vorgeheizten Ofen bei 80 °C warmhalten.Die übrigen 5 Crêpes ebenso zubereiten.

TIPPS

Dazu passt selbst gemachtes Apfelmus oder rote Grütze (S. 133).
Mandeln bestehen etwa zur Hälfte aus Fett. Deshalb könnte man meinen, sie wären für kalorienbewusste Diabetiker tabu. Doch ihr Fett liefert Bestandteile, die sich positiv auf den Cholesterinspiegel auswirken. Außerdem enthalten die leckeren braunen Kerne den Eiweißbestandteil L-Arginin, der zur Gesunderhaltung der Gefäße beiträgt. Zur Erhöhung des Blutglukosespiegels tragen Mandeln übrigens nicht bei.

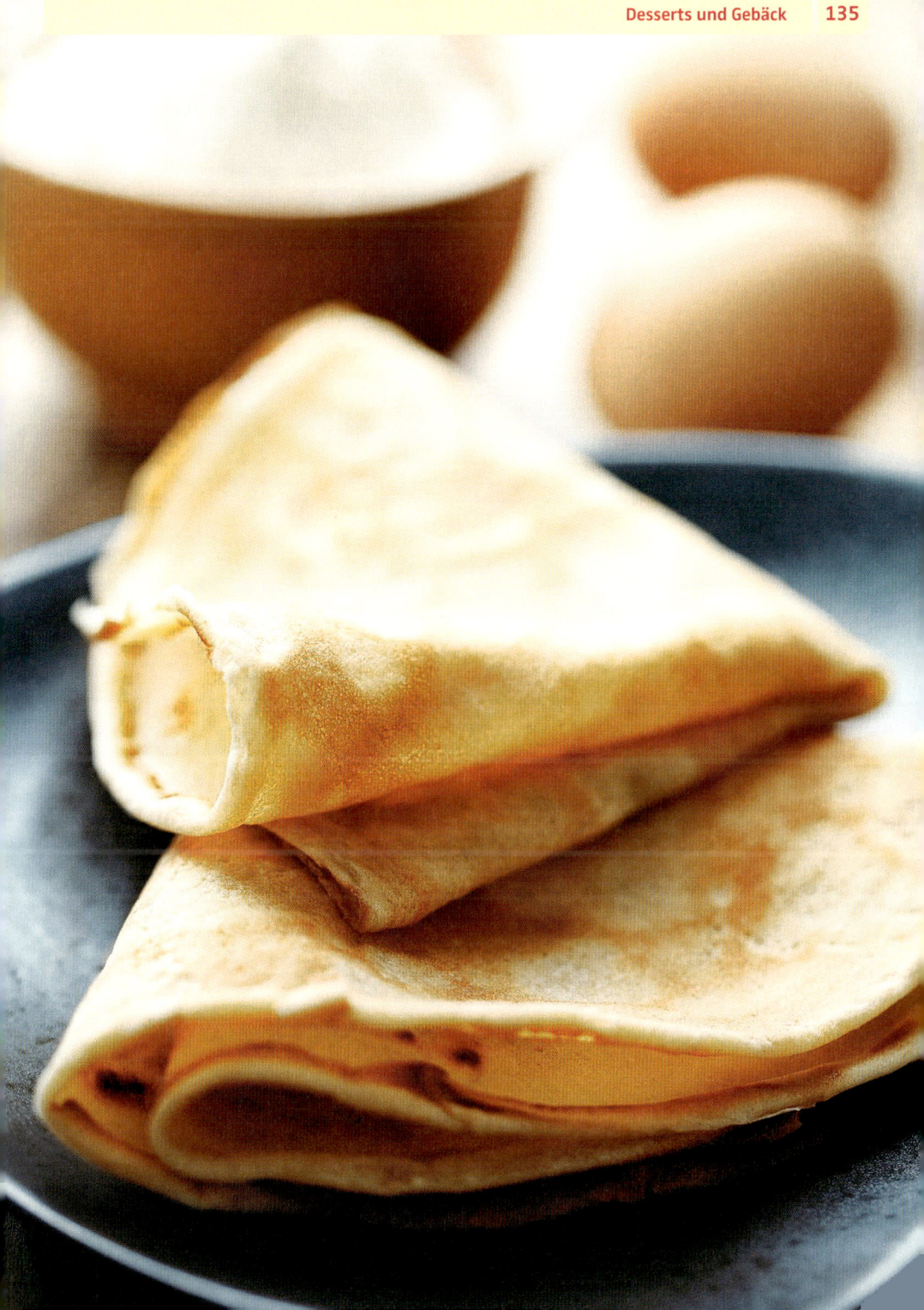

Kaiserschmarrn

Eine Portion enthält:
14 g E, 10 g F, 36 g KH = 300 kcal (1256 kJ)
6 g Ballaststoffe, 3 BE

Zutaten für 2 Portionen

2 Eier

Salz

80 g Weizenvollkornmehl

⅛ l fettarme Milch

2 TL Zucker

2 TL Rapsöl

100 g Blaubeeren (frisch oder TK)

1 TL Puderzucker

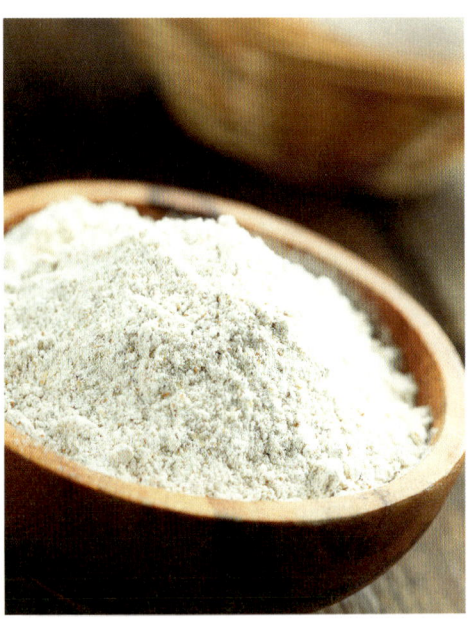

Zubereitung

1   Die Eier trennen, Eiweiß mit 1 Prise Salz steif schlagen und kalt stellen.

2   Das Mehl in eine Schüssel sieben. Eigelb, Milch und Zucker zu einem glatten Teig verrühren. Den Eischnee vorsichtig unter den Teig heben. Den Teig 10 Minuten zum Quellen beiseite stellen.

3   Eine beschichtete Pfanne mit 1 TL Öl erhitzen und den Teig hineingießen und nach etwa 1 Minute die Blaubeeren auf dem Teig verteilen. Den Teig bei mittlerer Hitze etwa 4 Minuten backen, bis die Unterseite fest geworden ist. Dann wenden und das restliche Öl zugeben. Nach etwa 2 Minuten den Schmarrn mit zwei Pfannenwendern in mundgerechte Stücke zupfen und weitere 2 Minuten bräunen. Eventuell mit etwas Puderzucker bestreuen.

TIPPS

Statt mit Rosinen, wird der Schmarrn hier mit saftigen Blaubeeren zubereitet. Sie liefern zusammen mit dem Vollkornmehl eine Menge Ballaststoffe und enthalten nicht so viel Fruchtzucker wie die sonst üblichen getrockneten Weinbeeren.

Zitronen-Joghurt-Creme

Eine Portion enthält:
11 g E, 5 g F, 20 g KH = 185 kcal (774 kJ)
0 g Ballaststoffe, 1,5 BE

Zutaten für 4 Portionen

6 Blatt Gelatine

3 Eier

1 Eiweiß

50 g Zucker

1 EL Honig

100 ml Zitronensaft, frisch gepresst

1 Prise Salz

300 g Naturjoghurt (1,5 %)

flüssiger Süßstoff

Zubereitung

1 Gelatine in kaltem Wasser einweichen. Die Eier trennen.

2 Eigelb, Zucker und Honig mit den Quirlen des Handrührers schlagen, bis eine dicke helle Creme entstanden ist.

3 Abgetropfte Gelatine im heißen Wasserbad oder in der Mikrowelle (Auftaustufe) verflüssigen. Den kühlen Zitronensaft nach und nach unterrühren. Die Gelatine-Saft-Mischung mit der Eiercreme verrühren. Die Creme kaltstellen, bis sie zu gelieren beginnt.

4 Eiweiß mit Salz sehr steifschlagen und auf die leicht gelierte Creme geben. Mit einem Schneebesen locker unterheben. Den Joghurt unterrühren und die Creme mit Süßstoff abschmecken. In Portionsschalen füllen und bis zum Servieren kaltstellen.

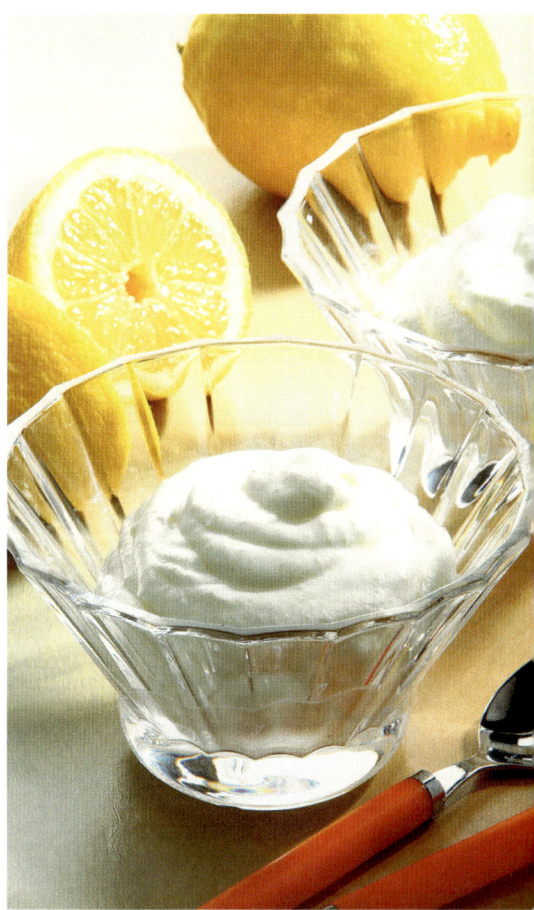

Ingwer-Orangengelee

Eine Portion enthält:
3 g E, 1 g F, 13 g KH = 86 kcal (365 kJ)
1,3 g Ballaststoffe, 1 BE

Zutaten für 4 Portionen

4–5 Orangen

1 Stück frische Ingwerwurzel (ca. 20 g)

flüssiger Süßstoff

5 Blatt weiße Gelatine

4 TL Kochsahne

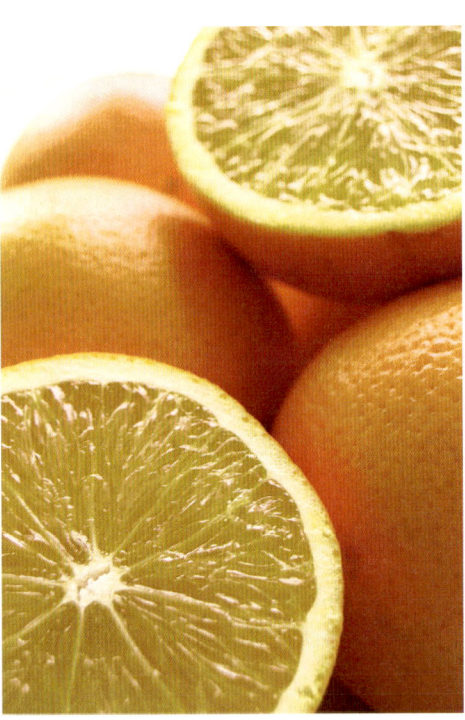

Zubereitung

1 Eine Orange so schälen, dass die weiße Haut mit entfernt wird. Mit einem scharfen Messer die Fruchtfilets zwischen den Trennhäuten herausschneiden. Dabei den Saft auffangen. Die restlichen Orangen auspressen, 500 ml Saft abmessen. Ingwerwurzel schälen, in kleine Stücke schneiden und portionsweise in der (gut gereinigten) Knoblauchpresse auspressen. Zum Orangensaft geben und mit Süßstoff abschmecken.

2 Gelatine in kaltem Wasser einweichen, abtropfen lassen und in der Mikrowelle oder im heißen Wasserbad verflüssigen. Orangen-Ingwer-Saft unter Rühren zur flüssigen Gelatine gießen – nicht umgekehrt.

3 Orangenstücke in 4 Glasschälchen verteilen und den Saft darüber gießen. 4–6 Stunden kalt stellen. Jede Portion mit einem Löffel flüssiger Kochsahne garnieren.

Granatapfel-Eiscreme

Eine Portion enthält:
4 g E, 7 g F, 30 g KH = 215 kcal (900 kJ)
0 g Ballaststoffe, 2,5 BE

Zutaten für 4 Portionen

2 Blutorangen

2 Limetten (oder Zitronen)

4 Granatäpfel

200 g fettarmer Frischkäse (13 % Fett absolut)

40 g Zucker

½ TL flüssiger Süßstoff

1 Päckchen Vanillezucker

Minze oder Zitronenmelisse zum Garnieren

Zubereitung

1 Blutorangen und Limetten auspressen. Granatäpfel halbieren und ebenfalls auf der Zitruspresse auspressen. Den Saft durchsieben und die Kerne entfernen.

2 Blutorangen-, Limetten- und Granatapfelsaft mit dem Frischkäse in eine Schüssel geben. Mit den Quirlen des Handrührers kräftig aufschlagen. Die Mischung mit Zucker, Süßstoff und Vanillezucker abschmecken.

3 Falls eine Eismaschine vorhanden ist, die Fruchtmischung darin gefrieren lassen. Sonst den Fruchtmix in eine Metallschüssel geben und für ca. 6 Stunden ins

Gefriergerät setzen. Das Eis herausnehmen, mit einem Löffelstiel grob zerteilen. In gekühlte Gläser geben, mit Minze oder Zitronenmelisse garnieren und sofort servieren.

TIPP

Süßstoffe verleihen einem Dessert die nötige Süße, liefern aber keine oder nahezu keine Kalorien. Wegen der vielen geschmacklich unterschiedlichen Süßstoffe, lohnt das Probieren mehrerer Fabrikate.

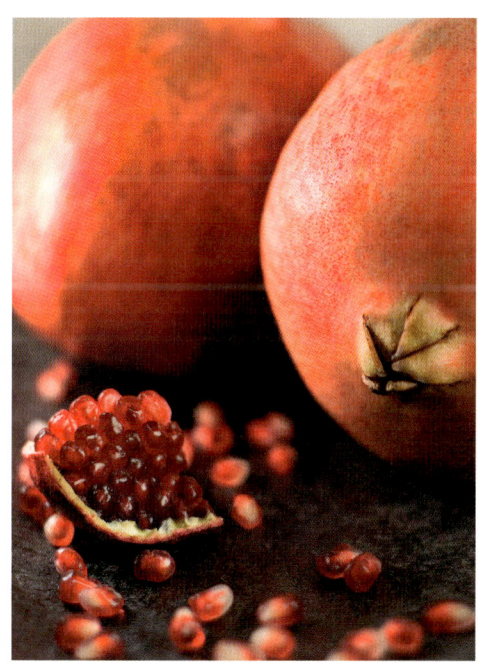

Kirsch-Joghurt-Eis

Eine Portion enthält:
5 g E, 3 g F, 18 g KH = 134 kcal (562 kJ)
3 g Ballaststoffe, 1,5 BE

Zutaten für 4 Portionen

200 g entsteinte Sauerkirschen (frisch oder ungesüßte Konserve)

400 g Naturjoghurt (1,5 % Fett)

2 EL Zitronensaft

flüssiger Süßstoff

3 Orangen

1 EL Orangenlikör (z. B. Grand Marnier)

2 TL gehackte Pistazien

Zubereitung

1   Kirschen und Joghurt in einen Rührbecher füllen und mit dem Schneidstab pürieren. Den Kirschjoghurt mit Zitronensaft und Süßstoff abschmecken und ins Gefriergerät stellen.

2   Die Eismischung etwa 2 Stunden lang alle 30 Minuten mit dem Schneidstab pürieren, damit ein cremiges Eis entsteht. In Parfait-Förmchen oder Tassen füllen, glatt streichen und wieder einfrieren.

3   Die Orangen im Ganzen so schälen, dass die weiße Haut mit entfernt wird. Die Fruchtsegmente herauslösen, dabei den Saft auffangen. Die Förmchen kurz in heißes Wasser tauchen und auf Dessertteller stürzen. Die Orangenfilets darumlegen.

4   Den Orangensaft mit Likör verrühren und darüber träufeln, die Pistazien drüberstreuen.

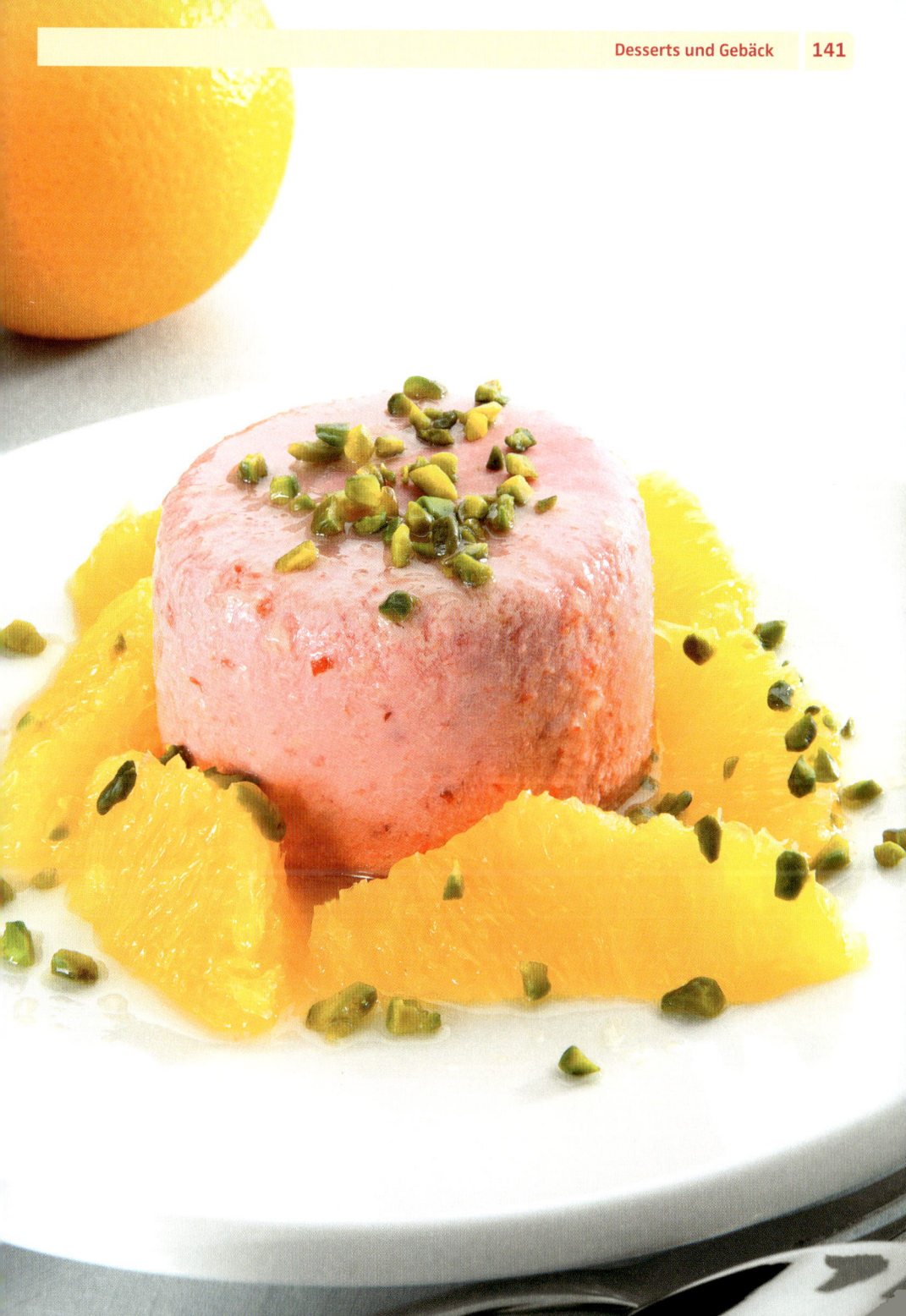

Schokoladenpudding

Eine Portion enthält:
6 g E, 3 g F, 21 g KH = 138 kcal (580 kJ)
2 g Ballaststoffe, 2 BE

Zutaten für 4 Portionen

30 g Kakao

30 g Zucker

½ Vanilleschote

30 g Stärke

500 ml fettarme Milch

evtl. flüssiger Süßstoff

Zubereitung

1 Die Vanilleschote mit einem kleinen, spitzen Messer längs aufschneiden und das Vanillemark herauskratzen.

2 Kakao, Zucker und Stärke in einer kleinen Schüssel so gründlich vermischen, dass keine Klümpchen mehr zu sehen sind. Etwa 100 ml kalte Milch zugeben und gut verrühren.

3 Die restliche Milch mit dem Vanillemark in einem Topf aufkochen. Die angerührte Stärke-Kakaomischung mit einem Schneebesen unterrühren und einmal aufkochen lassen.

4 Den Pudding in eine Schüssel füllen, eventuell mit etwas flüssigem Süßstoff nachsüßen und abkühlen lassen.

Waldbeeren-Sorbet

Eine Portion enthält:
5 g E, 5 g F, 10 g KH = 114 kcal (478 kJ)
2 g Ballaststoffe, 1 BE

Zutaten für 2 Portionen

¼ l Kefir, gut gekühlt

1 EL Zitronensaft

½ TL flüssiger Süßstoff

150 g Waldbeeren (tiefgekühlt)

Zubereitung

1 Den eiskalten Kefir mit Zitronensaft und Süßstoff in ein hohes Gefäß geben.

2 Die Waldbeermischung nach und nach in kleinen Portionen zugeben und dabei mit dem Schneidstab immer wieder pürieren, bis ein gleichmäßiges Sorbet entstanden ist. In Dessertschälchen füllen und sofort servieren.

TIPP

Am besten gelingt das Sorbet, wenn Sie auch das Gefäß zum Pürieren einige Stunden vor der Zubereitung im Kühlschrank vorkühlen. Die Beeren nicht antauen lassen, sondern erst kurz vor der Verwendung aus dem Gefriergerät holen, sonst gelingt das schnelle Beeren-Dessert nicht.

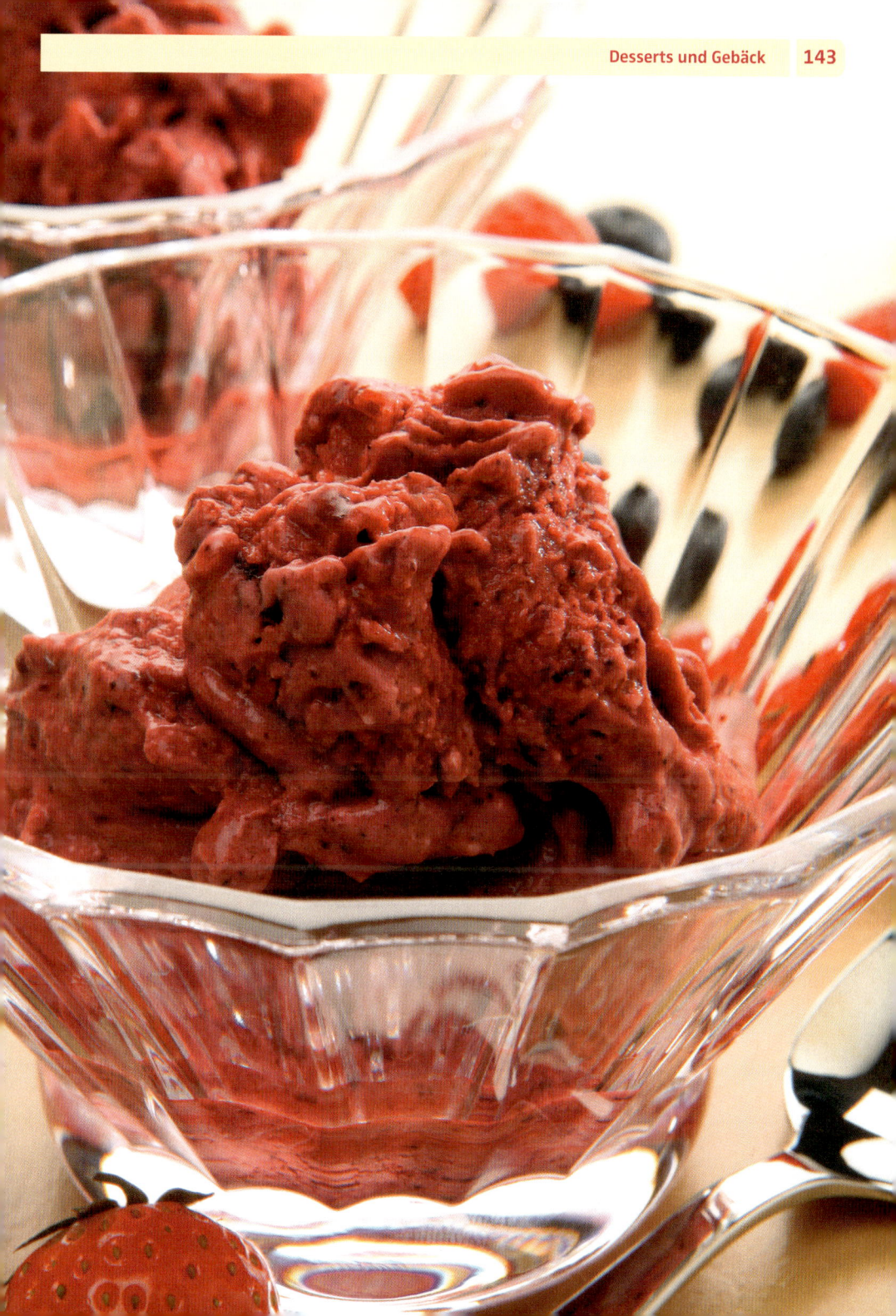

Vanille-Quark
mit Knusperbröseln

Eine Portion enthält:
11 g E, 0 g F, 10 g KH = 94 kcal (390 kJ)
2 g Ballaststoffe, 1 BE

Zutaten für 2 Portionen

1 Scheibe Pumpernickel
½ Vanilleschote
150 g Buttermilch- oder Magerquark
4–5 EL Mineralwasser mit Kohlensäure
flüssiger Süßstoff

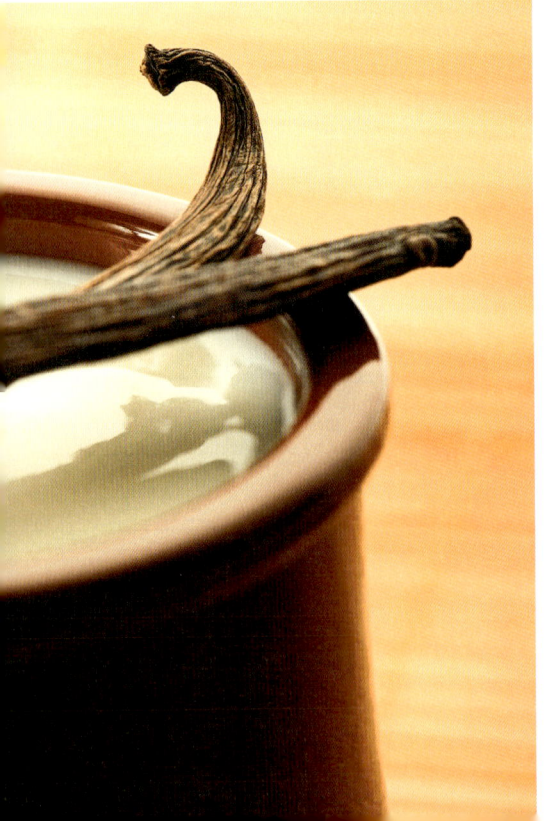

Zubereitung

1 Pumpernickel zwischen den Fingern fein zerbröseln und in einer beschichteten Pfanne ohne Fett knusprig rösten. Zum Abkühlen auf einen flachen Teller geben.

2 Die Vanilleschote mit einem spitzen Messer längs aufschneiden und das Mark aus beiden Hälften herauskratzen. Quark, Mineralwasser und Vanillemark mit dem Handmixer zuerst auf kleiner Stufe verrühren, dann auf höchster Stufe cremig schlagen. Den Quark mit Süßstoff abschmecken.

3 Vanillequark in zwei Schälchen füllen und mit den Pumpernickel-Bröseln bestreuen.

> **TIPP**
>
> Sehr dekorativ: Den Quark mit der roten Grütze (S. 133) schichtweise in ein Becherglas füllen.

Exotischer Obstsalat

Eine Portion enthält:
3 g E, 4 g F, 24 g KH = 163 kcal (680 kJ)
4 g Ballaststoffe, 2 BE

Zutaten für 4 Portionen

1 EL Kokosraspel

1 Mango

2 Kiwi

100 g Physalis (Kapstachelbeere)

1 Babyananas

1 Bio-Zitrone

200 g Naturjoghurt (1,5 % Fett)

flüssiger Süßstoff

Zubereitung

1 Die Kokosraspel in einer kleinen beschichteten Pfanne ohne Fett in 3 bis 4 Minuten goldbraun rösten. Auf einen kleinen Teller geben und abkühlen lassen.

2 Die Mango schälen und das Fruchtfleisch in Spalten vom Stein schneiden. Kiwi schälen und in halbe Scheiben schneiden. Die Physalis von der papierartigen Schale befreien, waschen, trockenreiben und halbieren. Die Ananas längs vierteln, das Fruchtfleisch von der Schale lösen und in mundgerechte Stücke schneiden. Das Obst in einer Schale mischen.

3 Die Zitrone waschen, trockenreiben und 1 bis 2 TL Zitronenschale dünn abreiben. Die Zitrone halbieren und 2 bis 3 EL Zitronensaft auspressen.

4 Joghurt mit Zitronensaft und -schale verrühren und mit Süßstoff abschmecken. Obstsalat auf vier Teller verteilen, den Zitronenjoghurt darauf geben und mit den Kokosraspeln bestreut servieren.

Hefeteig – Grundrezept

Ein Stück (bei 24 Stücken) enthält:
3 g E, 1 g F, 14 g KH = 89 kcal (374 kJ)
2 g Ballaststoffe, 1 BE

Zutaten für einen Kuchen

½ Würfel Hefe (oder 1 Päckchen Trockenhefe)

275 ml fettarme Milch

1 EL Zucker

475 g Weizenmehl Type 1050

25 g Weizenkleie

Salz

3 EL Rapsöl

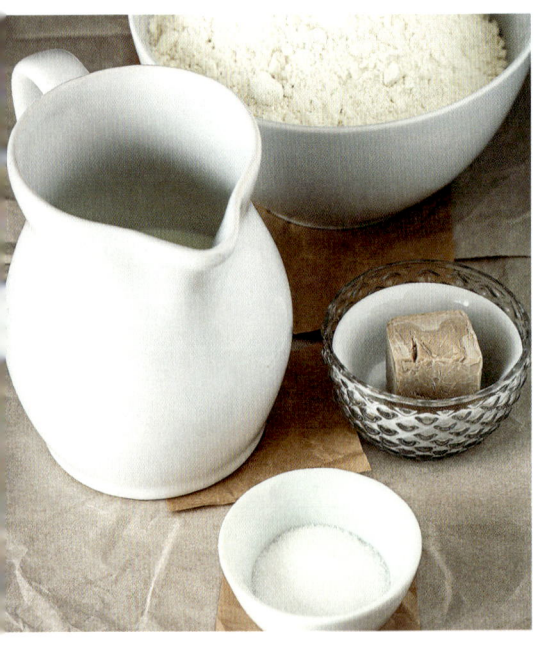

Zubereitung

1 Die Hefe in die lauwarme Milch bröckeln, 1 Prise Zucker unterrühren und die Mischung stehen lassen, bis sie schaumig aufgegangen ist.

2 Mehl mit Weizenkleie mischen und in eine Schüssel geben. 1 Prise Salz, Öl und die Hefemilch dazugeben, alles vermengen und mit den Knethaken des Handmixers zu einem glatten Teig kneten.

3 Den Teig mit Folie abdecken und an einem warmen Ort stehen lassen, bis er etwa auf die doppelte Größe aufgegangen ist. Nochmals durchkneten und weiterverarbeiten.

TIPPS

Der Teig lässt sich gut einfrieren: Bis einschließlich Punkt 2 arbeiten und den Teig verpackt ins Gefriergerät legen. Nach dem Auftauen ohne weitere Wartezeiten zubereiten, also zum Beispiel mit Zwetschen, Kirschen oder Apfelspalten belegen oder mit Walnussöl bestreichen und mit Mandelstiften bestreut backen. Anstelle von Puderzucker Streusüße zum Bestäuben nehmen.

Quarkkuchen mit Stachelbeeren

Ein Stück enthält:
9 g E, 2 g F, 22 g KH = 157 kcal (657 kJ)
2 g Ballaststoffe, 1,5 BE

Zutaten für ein Backblech (24 Stücke)

1 Grundrezept Hefeteig

1 kg Buttermilch- oder Magerquark

3 Eier

50 g Weizengrieß

75 g Zucker

ausgekratztes Mark von 1 Vanilleschote

500 g Stachelbeeren

Zubereitung

1 Den Hefeteig nach dem Grundrezept zubereiten und zum Gehen beiseite stellen.

2 Quark, Eier, Grieß, Zucker und Vanillemark mit dem Handmixer gut verquirlen. Die Stachelbeeren putzen und unter die Quarkmasse heben.

3 Den Hefeteig auf einem mit Backpapier belegten Blech ausrollen und die Quarkmasse darauf verteilen. Im vorgeheizten Backofen bei 200 °C (Gas: Stufe 3/ Umluft: 175 °C) etwa 40 Minuten backen.

TIPP

Anstelle von Stachelbeeren schmecken auch Kirschen, Aprikosen, Pflaumen und Weintrauben.

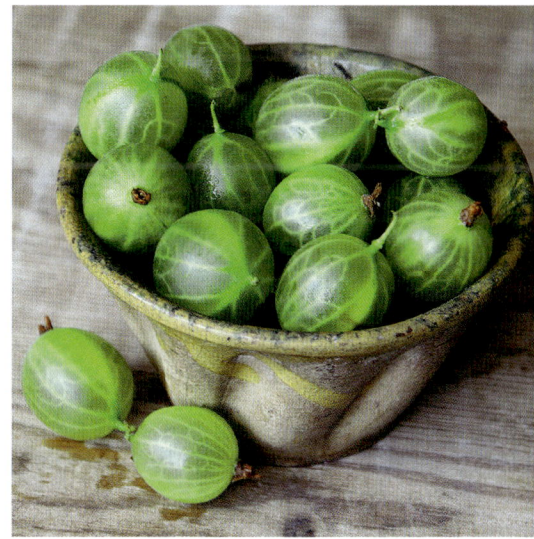

Biskuit – Grundrezept für Tortenböden, Rollen und Torteletts

Ein Stück (bei 10 Stücken) enthält:
4 g E, 2 g F, 21 g KH = 124 kcal (520 kJ)
0,5 g Ballaststoffe, 2 BE

Zutaten für einen Tortenboden

4 Eigelb

90 g Zucker

30 g Milchzucker

4 Eiweiß

75 g Mehl

50 g Dinkelmehl Type 630

Zubereitung

1 Eigelb und 4 EL warmes Wasser schlagen, bis die Mischung hell und schaumig geworden ist. Zucker und Milchzucker mischen. Nach und nach in die Eimischung einrieseln lassen und so lange weiterschlagen, bis eine dicke, cremige Masse entstanden ist.

2 Das Eiweiß zu sehr steifem Schnee schlagen, auf die Eigelbcreme geben. Mehl mit Stärke mischen, auf den Eischnee sieben und alles mit einem Schneebesen oder einem Spatel vorsichtig unterheben. Sofort nach Rezept weiterverarbeiten.

3 Für einen einfachen Tortenboden den Teig in eine nur am Boden gefettete Springform (Durchmesser 26 cm) geben und im vorgeheizten Backofen 20 bis 25 Minuten bei 200 °C (Gas: Stufe 3/Umluft: 180 °C) backen. Nach dem Auskühlen einmal quer durchschneiden.

4 Für einen hohen Boden benötigen Sie die 1½-fache Menge Teig. Den Boden dann etwa 30 bis 35 Minuten backen und zweimal durchschneiden, so dass 3 Böden entstehen. Für einen Obstkuchenboden reicht die Halbe angegebene Menge. Die Menge reicht auch für 12 Tortelettförmchen (Backzeit 12 bis 15 Minuten) oder für 1 Biskuitrolle (Backzeit 8 bis 10 Minuten). Dafür streichen Sie den Biskuitteig auf ein mit Backpapier belegtes Blech.

Erdbeer-Biskuitrolle

Eine Portion enthält:
8 g E, 6 g F, 28 g KH = 210 kcal (890 kJ)
1 g Ballaststoffe, 2,5 BE

Zutaten für 10 Scheiben

1 Rezept Biskuitteig

350 g Erdbeeren

300 g Buttermilch- oder Magerquark

3 EL Zitronensaft

2 EL Zucker

125 ml Schlagsahne

Zubereitung

1 Den Biskuitteig wie im Grundrezept beschrieben zubereiten und auf ein mit Backpapier belegtes Blech streichen. Im vorgeheizten Ofen bei 200 °C 8 bis 10 Minuten backen.

2 Den gebackenen Teig für eine Biskuitrolle nach dem Backen auf Backpapier stürzen. Das obere Papier etwas anfeuchten und abziehen. Dann den Biskuitboden zusammen mit dem unteren Papier fest aufwickeln und abkühlen lassen. So verhindern Sie, dass der Teig später beim Füllen und Aufrollen auseinander bricht.

3 Erdbeeren waschen, trockentupfen und 4 bis 5 Erdbeeren beiseitelegen. Die restlichen Früchte je nach Größe halbieren oder vierteln.

4 Den Quark mit Zitronensaft und Zucker glatt rühren, die Sahne mit dem Handmixer steif schlagen und unter die Creme heben. 4 EL Füllung beiseite stellen und die Erdbeeren unter die restliche Creme heben.

5 Die Biskuitplatte vorsichtig auseinanderrollen und mit der Füllung bestreichen. Dabei oben 5 cm und an den Seiten 3 bis 4 cm vom Boden frei lassen. Die Rolle von unten her aufrollen und mit Hilfe des Backpapiers auf eine Tortenplatte heben. Die Biskuitrolle im Kühlschrank 1 Stunde durchziehen lassen.

6 Die restlichen Erdbeeren in Scheiben schneiden. Die Biskuitrolle mit der beiseite gestellten Creme und den Erdbeerscheiben dekorieren.

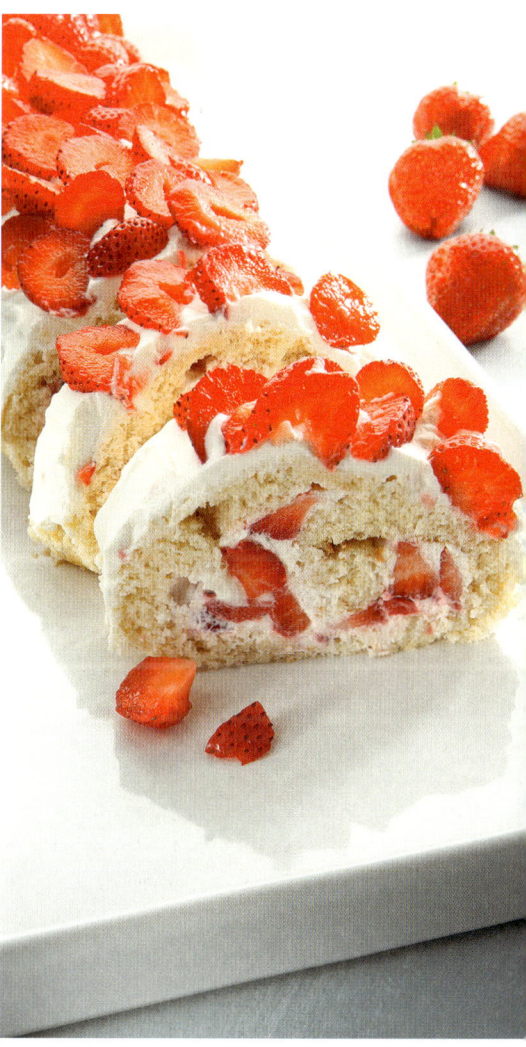

Leichter Rührteig ohne Ei

Eine Portion enthält:
4 g E, 10 g F, 23 g KH = 206 kcal (863 kJ)
2,5 g Ballaststoffe, 2 BE

Zutaten

**Grundrezept für eine kleine Form von
ca. 1 Liter Inhalt oder für eine Springform
(ca. 10 Stücke)**

100 ml geschmacksneutrales Öl
(z. B. Raps- oder Sonnenblumenöl)

80 g Zucker

½– 1 TL flüssigen Süßstoff

2 TL Vanillezucker

50 g fettarmes Sojamehl

200 g Mehl

3 gestrichene TL Backpulver

250 ml Mineralwasser

Zubereitung

1 Öl, Zucker und Vanillezucker in eine Schüssel geben und mit den Quirlen des Handrührers kurz verrühren. Sojamehl unter ständigem Schlagen löffelweise zufügen. Süßstoff zufügen.

2 Das Mehl mit Backpulver mischen und mit dem Mineralwasser zur Öl-Soja-Mischung geben. Alles zu einem glatten Teig verrühren und sofort weiter verarbeiten.

TIPPS

Dieser einfache Rührteig eignet sich vor allem für Diabetiker, die einen hohen Cholesterinspiegel haben. Er lässt sich vielfältig abwandeln. Nach Belieben die abgeriebene Schale von ½ Biozitrone, Rosinen, getrocknete Cranberries oder gehackte Nüsse unter den Teig mischen und ihn in eine kleine gefettete Gugelhupfform oder in Muffinförmchen füllen.
Die günstigste Kuchenvariante: frischer saftiger Obstkuchen. Dafür den Teig in eine Springform geben und 500 bis 750 Gramm geputztes Obst (z. B. Äpfel, Zwetschen, Sauerkirschen, Aprikosen) darauf verteilen. Backzeit: Je nach Form und Belag den Kuchen ca. 25 bis 40 Minuten im vorgeheizten Backofen bei 200 °C (Heißluft 180 °C, Gas: Stufe 3). Vor dem Servieren mit Streusüße bestäuben.

Quark-Öl-Teig

Ein Stück enthält:
4 g E, 6 g F, 20 g KH = 158 kcal (662 kJ)
1 g Ballaststoffe, 1,5 BE

Zutaten für ein Blech (16 Stücke)

300 g Dinkelmehl Type 630

3 TL Backpulver

80 g Zucker

1 Päckchen Vanillezucker

150 g Magerquark

100 ml fettarme Milch

5 EL geschmacksneutrales Speiseöl (z. B.
Raps- oder Sonnenblumenöl)

Mehl zum Kneten

Zubereitung

1 Mehl mit Backpulver in einer Rühr-schüssel mischen. Zucker, Vanillezucker, Quark, Milch und Öl hinzufügen und alles mit den Knethaken des Handrührers ver-rühren. Dabei erst kurz auf niedrigster, dann auf hoher Stufe arbeiten, bis ein Teigball entstanden ist. Nicht lange kne-ten.

2 Den Teig in Klarsichtfolie verpackt 15 Minuten im Kühlschrank ruhen lassen. Auf der bemehlten Arbeitsfläche zur Blechgröße ausrollen und auf ein mit Backpapier ausgelegtes Blech legen.

3 Den Belag nach Belieben auswählen und zubereiten. Also z. B. vorbereitete Früchte wie etwa Äpfel, Zwetschen, Kir-schen, Stachelbeeren oder Aprikosen auf dem Teig verteilen. Das Backblech in den Backofen schieben und bei etwa 180 °C (Heißluft: 160 °C, Gas: Stufe 2) je nach Be-lag 30–40 Minuten backen.

> **TIPP**
>
> Wer Zuckerkalorien sparen möchte, ersetzt die Hälfte der oben angegebenen Zuckermenge durch Süßstoff. Ohne Zucker, dafür mit einer Prise Salz und Pfeffer gewürzt, eignet sich dieser Grundteig auch für pikante Kuchen. Wichtig: Das Gebäck möglichst noch lauwarm servieren, denn Quark-Öl-Teig-Gebäck schmeckt frisch am besten. Reste einfrieren und bei Zimmertemperatur in der Verpackung auftauen lassen.

Zitronenschnitten

Ein Stück enthält:
2 g E, 2 g F, 18 g KH = 100 kcal (420 kJ)
1 g Ballaststoffe, 1,5 BE

Zutaten für ein Blech (24 Stücke)

150 g Kichererbsen (Dose)

4 EL Rapsöl

200 ml fettarme Milch

1 Paket Backmischung für Zitronenkuchen

1 EL Sojamehl (Reformhaus)

1 Ei

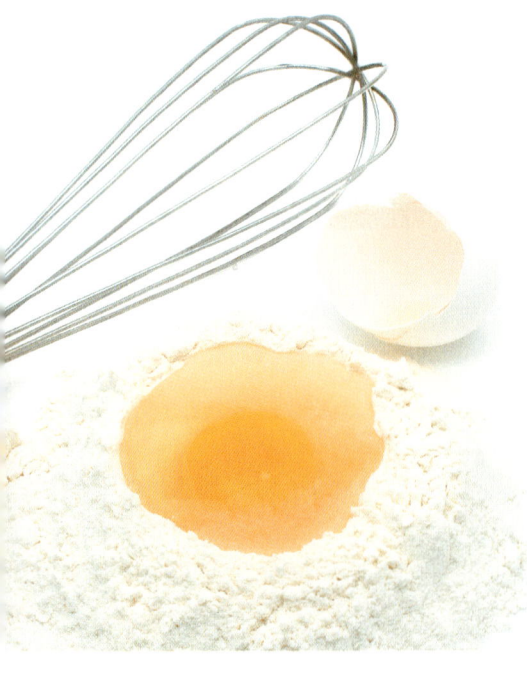

Zubereitung

1   Kichererbsen in ein Sieb geben, unter fließendem Wasser abspülen und abtropfen lassen. Kichererbsen, Öl und Milch in ein hohes Gefäß geben und mit dem Schneidstab zu einer glatten Masse pürieren.

2   Backmischung, Sojamehl und Ei in eine Schüssel füllen, die Kichererbsencreme dazugeben und alles mit den Quirlen des Handmixers kurz aber gründlich verrühren.

3   Ein Backblech mit Backpapier belegen und den Teig darauf verteilen und glattstreichen. Im vorgeheizten Ofen bei 180 °C etwa 15 Minuten backen.

4   Eventuell den Zuckerguss aus der Packung mit etwas mehr Wasser als angegeben zubereiten und nach 10 Minuten dünn auf der Teigplatte verteilen. Reste vom Zuckerguss wegwerfen. Den Kuchen ganz abkühlen lassen, in Stücke schneiden und servieren.

Möhren-Muffins

Ein Stück enthält:
6 g E, 3 g F, 29 g KH = 172 kcal (717 kJ)
2 g Ballaststoffe, 2,5 BE

Zutaten für 12 Stück

60 ml Orangensaft

50 g Rosinen

2 mittelgroße Möhren (etwa 150 g)

200 g Dinkelmehl Type 630

150 g Mais- oder Weizengrieß

3 TL Backpulver

Salz

250 g fettarmer Naturjoghurt

2 EL brauner Zucker

2 Eier

2 EL gehackte Haselnusskerne

Zubereitung

1 Orangensaft in eine kleine Schale füllen, die Rosinen darin einweichen. Möhren schälen und fein raspeln.

2 Den Backofen auf 200 °C vorheizen.

3 Eine 12er Muffinform mit Papierförmchen auslegen. Mehl und Grieß mit Backpulver und einer Prise Salz in einer großen Schüssel mischen. In die Mitte eine Vertiefung eindrücken.

4 In einer kleinen Schüssel Joghurt, Zucker und Eier verrühren. Möhren, Nüsse und Rosinen mitsamt dem Saft zufügen und kurz unterrühren. Die Mischung zum Mehlgemisch geben und kurz verrühren. Nicht lange kneten.

5 Den Teig in die Muffinformen verteilen und im Backofen auf der mittleren Schiene 18 bis 20 Minuten goldbraun backen.

Schoko-Cantuccini

Ein Stück enthält:
1 g E, 1 g F, 6 g KH = 43 kcal (182 kJ)
1 g Ballaststoffe, 0,5 BE

Zutaten für etwa 60 Stück

250 g Dinkelmehl Type 630

1 TL Backpulver

2 EL Kakao

Salz

160 g Zucker

2 Eier

20 g Pflanzenmargarine

125 g ganze Mandeln (mit der braunen Schale)

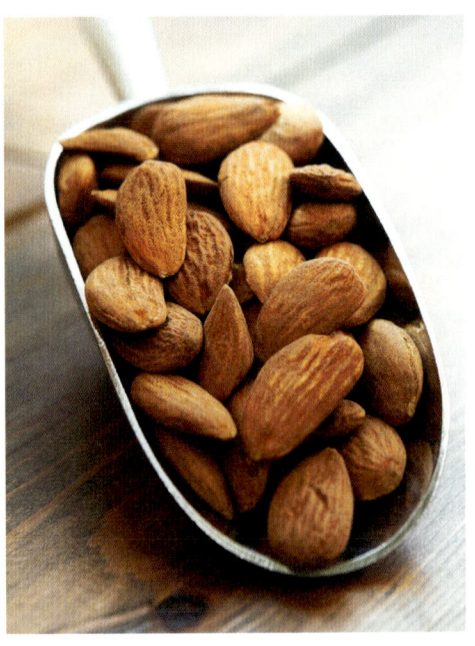

Zubereitung

1 Mehl, Backpulver, Kakao, 1 Prise Salz, Zucker, Eier und Margarine in eine Schüssel geben und mit den Knethaken des Handmixers zu groben Streuseln kneten. Den Teig auf eine bemehlte Arbeitsplatte geben und mit den Händen zusammenkneten, dabei nach und nach die Mandeln unterarbeiten.

2 Aus dem Teig vier Rollen mit einem Durchmesser von etwa 2,5 cm Durchmesser formen und in Folie eingewickelt mindestens 1 Stunde in den Kühlschrank legen.

3 Die Rollen auswickeln, auf ein mit Backpapier belegtes Blech legen und bei 200 °C im vorgeheizten Backofen 12 bis 15 Minuten backen. Dann herausnehmen und die Rollen etwa 10 Minuten abkühlen lassen. Die Teigstangen schräg in Scheiben schneiden und die Plätzchen nebeneinander auf das Backblech legen. Weiter 8 bis 10 Minuten backen.

Haferflockenplätzchen

Ein Stück enthält:
2 g E, 3 g F, 6 g KH = 69 kcal (288 kJ)
2 g Ballaststoffe, 0,5 BE

Zutaten für etwa 30 Stück

150 g Haferflocken

150 g Leinsamen

2 EL vollfettes Sojamehl (Reformhaus)

4 EL Rapsöl

2 EL Zucker

2 EL Milchzucker

1 Ei

1 TL Zimt

Zubereitung

1   Alle Zutaten in eine Schüssel geben.

2   bis 2 EL kaltes Wasser zufügen und mit den Knethaken des Handrührers zu einem glatten Teig verkneten.

3   Mit zwei Teelöffeln Häufchen auf ein mit Backpapier belegtes Blech setzen. In den vorgeheizten Backofen schieben und die Plätzchen bei 200 °C etwa 12 Minuten backen.

TIPP

Milchzucker verträgt nicht jeder. Aber den meisten Typ-2-Diabetikern bekommt er gut, weil er den Blutzucker kaum in die Höhe treibt. Außerdem verleiht er dem Gebäck eine milde runde Süße.

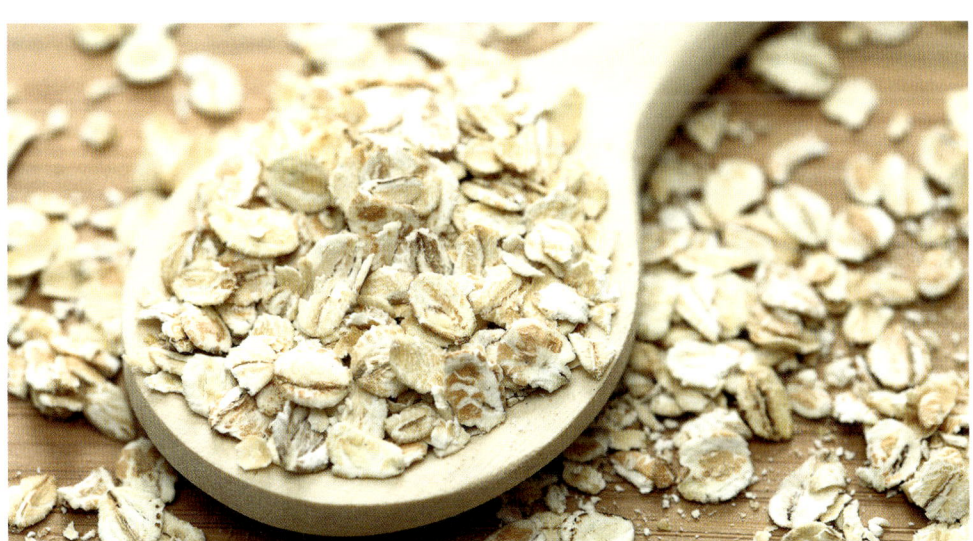

Curry-Popcorn

Eine Portion enthält:
1 g E, 1 g F, 7 g KH = 45 kcal (190 kJ)
0 g Ballaststoffe, 0,5 BE

Zutaten für 10 Portionen

1 EL mildes Currypulver

½ TL scharfes Currypulver

½ TL Zucker

Salz

1 EL Rapsöl

100 g Popcornmais

Zubereitung

1 Beide Sorten Curry, Zucker und ¼ TL Salz in einer kleinen Schüssel mischen.

2 Öl in einen breiten Topf geben und auf dem Topfboden verteilen. Den Mais zugeben und mit geschlossenem Deckel auf höchster Stufe erhitzen. Sobald die ersten Körner aufspringen, die Herdplatte abstellen, den Topf aber darauf stehen lassen. Den Topf ab und zu kräftig schütteln. Das Popcorn ist fertig, wenn etwa 30 Sekunden kein Korn mehr aufgesprungen ist.

3 Die Gewürze auf dem Popcorn verteilen und den Topf mit Deckel noch einmal schütteln, damit sich die Gewürze gut verteilen.

Pikante Erdnusskekse

Ein Stück enthält:
2 g E, 4 g F, 6 g KH = 74 kcal (308 kJ)
1 g Ballaststoffe, 0,5 BE

Zutaten für etwa 35 Stück

125 g Erdnusskerne

250 g Weizenmehl Type 1050

½ TL Salz

8 EL Rapsöl

1 Ei

2 EL saure Sahne (10 % Fett)

Mehl zum Ausrollen

1 Eigelb

Zubereitung

1 Für den Teig 50 g Erdnusskerne hacken. Erdnüsse, Mehl, Salz, Rapsöl, Ei und saure Sahne zu einem glatten Teig verkneten. Mit den Händen zu einer Kugel formen, in Folie wickeln und 30 Minuten kalt stellen.

2 Ein Backblech mit Backpapier auslegen. Den Teig auf einer bemehlten Arbeitsfläche etwa 3 mm dick ausrollen. Blüten, Kreise oder andere beliebige Formen daraus ausstechen und auf das Backblech legen.

3 Eigelb und 1 EL Wasser verquirlen. Kekse damit bestreichen. Restliche Erdnusskerne halbieren und die Kekse damit verzieren. Im vorgeheizten Backofen bei 225 °C etwa 12 bis 15 Minuten backen.

4 Die Kekse sofort nach dem Backen vom Backblech nehmen und auf einem Kuchengitter auskühlen lassen.

TIPP

Die Erdnusskekse sind zwar nicht gerade kalorienarm, aber günstiger zusammengesetzt als vergleichbare gekaufte Snacks.

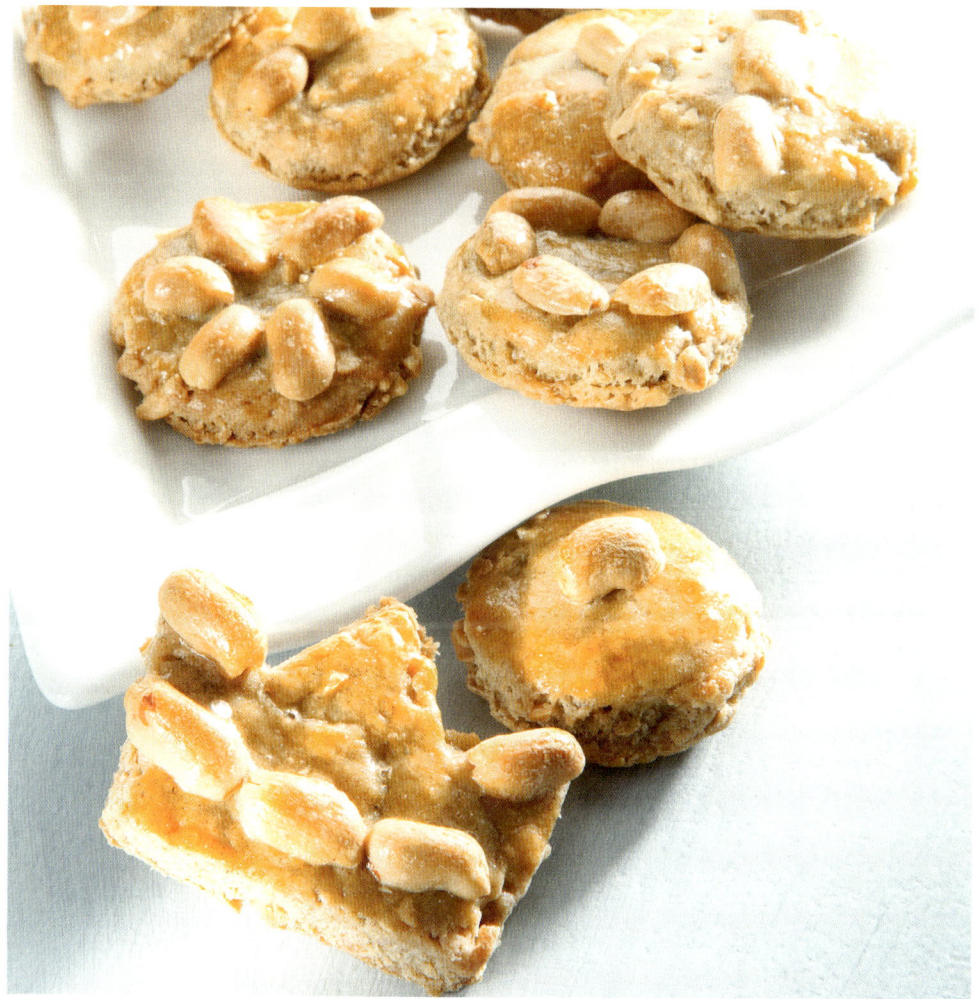

Rezeptregister

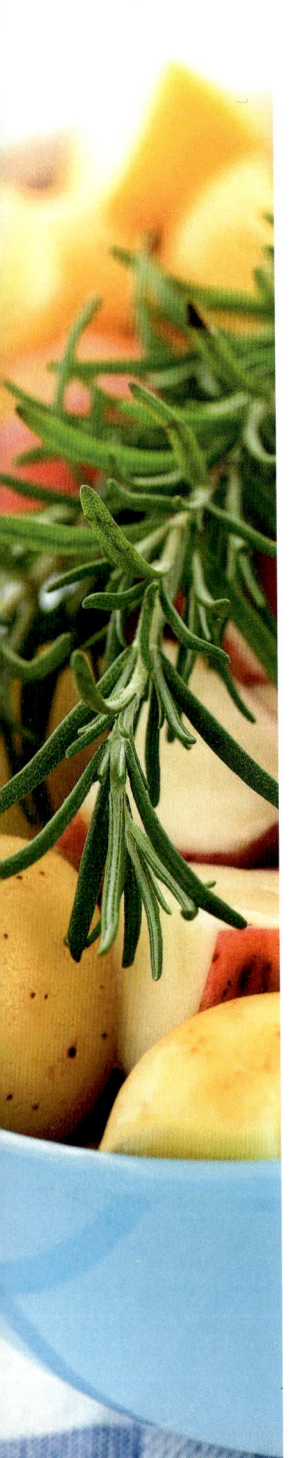

Bibliografische Information der Deutschen Nationalbibliothek
Die Deutsche Nationalbibliothek verzeichnet diese Publikation in der deutschen Nationalbibliografie; detaillierte bibliografische Daten sind im Internet über http://dnb.ddb.de/ abrufbar.

ISBN 978-3-89993-637-7 (Print)
ISBN 978-3-8426-8418-8 (PDF)

Fotos:
Umschlag: Titelfoto: Gettyimages
123rf.com: Evelyn Thomas: 1; Corinna Gissemann: 2/3, 25, 36, 100, 131; Elena Elisseeva: 11, 160; Marco Mayer: 15, 51, 113, 117; Ingrid Balabanova: 21; Andres Rodriguez: 27; Daphoto: 34; Lilyana Vynogradova: 45, 109, 136; martateron: 53; Nikkiphoto: 73; Viktorija Kuprijanova: 88; Heike Rau: 98; Ildipapp: 132; Liv Friis-larsen: 135; Daisydaisy: 154
Fotolia.com: HLPhoto: 19; dream79: 29; Christian Jung: 39; Lilyana Vynogradova: 43; Timolina: 55; Darius Dzinnik: 57; sil007: 70; emmi: 85; JJAVA: 92, 106; Myra Olislaegers: 93; Udo Kroener: 94; Eyewave: 95; Hjpix: 97; victoria p.: 99, 134; Corinna Gissemann: 110; Matthias Haas: 119; Jens Hilberger: 138; joanna wnuk: 144; Eva Gruendemann: 146; Ina Schoenrock: 147; Graça Victoria: 152
iStockphoto.com: 47; cgissemann: 65; Joe Biafore: 115; Kdow: 129; Kelly Cline: 139; Stepan Popov: 155
Ingo Wandmacher: 4, 6/7, 23, 30/31, 35, 41, 44, 49, 59, 67, 69, 79, 81, 87, 89, 103, 105, 121, 125, 137, 141, 143, 149, 157

© 2013 Schlütersche Verlagsgesellschaft mbH & Co. KG
Hans-Böckler-Allee 7, 30173 Hannover
www.schluetersche.de

Layout: Groothuis, Lohfert, Consorten, Hamburg
Covergestaltung: Kerker + Baum Büro für Gestaltung, Hannover
Satz: Die Feder Konzeption vor dem Druck GmbH, Wetzlar
Druck und Bindung: Grafisches Centrum Cuno GmbH & Co. KG, Calbe
Hergestellt in Deutschland.